Linda Bel Hadj Kacem
Chaima Ghrairi

Estudo da fase pré-analítica

Linda Bel Hadj Kacem
Chaima Ghrairi

Estudo da fase pré-analítica

no laboratório de anatomia e citologia patológica

ScienciaScripts

Imprint

Any brand names and product names mentioned in this book are subject to trademark, brand or patent protection and are trademarks or registered trademarks of their respective holders. The use of brand names, product names, common names, trade names, product descriptions etc. even without a particular marking in this work is in no way to be construed to mean that such names may be regarded as unrestricted in respect of trademark and brand protection legislation and could thus be used by anyone.

Cover image: www.ingimage.com

This book is a translation from the original published under ISBN 978-620-6-71924-3.

Publisher:
Sciencia Scripts
is a trademark of
Dodo Books Indian Ocean Ltd. and OmniScriptum S.R.L publishing group

120 High Road, East Finchley, London, N2 9ED, United Kingdom
Str. Armeneasca 28/1, office 1, Chisinau MD-2012, Republic of Moldova, Europe
Printed at: see last page
ISBN: 978-620-2-93377-3

DR LINDA BEL HADJ KACEM

CHAIMA GHRAIRI

ESTUDO DA FASE PRÉ-ANALÍTICA NO LABORATÓRIO DE ANATOMIA PATOLÓGICA E DE CITOLOGIA

ÍNDICE DE CONTEÚDOS

INTRODUÇÃO

O conceito de qualidade nos cuidados de saúde continua a ser uma preocupação universal e a melhoria contínua é um desafio para a eficácia dos cuidados. No entanto, em comparação com outras áreas da biologia médica, a garantia de qualidade e os planos de melhoria em anatomia patológica e citologia (PCR) são conceitos recentes [1].

O exame anatomopatológico (AP) desenvolve-se em três fases: a fase pré-analítica, a fase analítica e a fase pós-analítica. É um fator decisivo no diagnóstico, tratamento, avaliação do efeito terapêutico e prognóstico das doenças [2].

A maioria das amostras para exame AP são únicas e insubstituíveis, razão pela qual é necessário fornecer os resultados mais exactos possíveis, uma vez que têm um impacto direto nu saúde do doente [1].

Apesar das mudanças nas práticas de manuseamento das amostras, a fase pré-analítica continua a ser a fonte da maioria das não-conformidades (85% das não-conformidades que afectam a validade dos resultados das análises) [1]. Este facto levou-nos a colocar a questão :

Como é que as NC que ocorrem durante a fase pré-analítica no laboratório de PCR podem ser identificadas e corrigidas?

Em resposta a este problema, o objetivo do nosso estudo é detetar as NC que ocorrem durante a fase pré-analítica da PCR e propor acções corretivas para garantir uma melhoria óptima desta fase.

- Identificação de NCs na fase pré-analítica no nosso laboratório de anatomia patológica e citologia.

- Propor acções corretivas para melhorar a fase de pré-análise.

ESTUDO BIBLIOGRÁFICO

I. Laboratório de anatomia patológica e citologia

I.1-Definição

"A ACP refere-se à disciplina médica que estuda os tecidos e as células, utilizando técnicas baseadas na morfologia macroscópica e microscópica" [4].

I.2-Natureza das amostras

As amostras PCA podem ser obtidas de diferentes formas.

I.2.a-Amostras citológicas

A citologia pode ser obtida de várias formas:

• Citopunctura: consiste na remoção de células por ação capilar utilizando uma agulha muito fina (25 calibres) (figura 1).

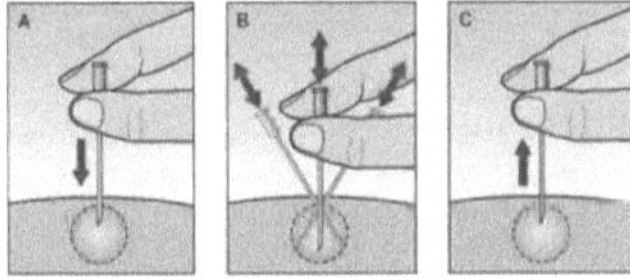

Figura 1: Técnica de recolha de amostras para citologia (citopunctura)[5].

• Recolha de fluidos espontâncos (urina, expetoração).

• Escovagem, raspagem, esfregaço de células espontaneamente descamadas.

• Fixação de um pano numa lâmina.

• Punção de líquido de ascite, derrame pleural e quistos [4].

I.2.b-Amostras histológicas

• Biópsia: remoção de um fragmento de tecido para um exame AP.

• Peças cirúrgicas: remoção total ou parcial de um ou mais órgãos.

• Autópsia: Exame AP efectuado num cadáver para determinar a causa ou causas da morte [4].

I.2.c-Exame extemporâneo

Exame solicitado por um cirurgião durante uma intervenção cirúrgica enquanto o doente ainda se encontra no bloco operatório. Permite efetuar um diagnóstico rápido para orientar o procedimento cirúrgico [4].

I.3-Missão de anatomia patológica e citologia

A missão da CPA consiste em :

- Estabelecer um diagnóstico com base em tecidos e/ou células retirados do doente.

- Avaliar o efeito terapêutico durante um tratamento, a fim de avaliar o desaparecimento, a persistência ou o agravamento de uma lesão [4].

II. Qualidade no laboratório de anatomia e patologia

II.1-Pontos gerais

O conceito de qualidade é muito antigo na evolução humana. Os conceitos de gestão da qualidade surgiram no final do século XIX e no início do século XX [6]. O aparecimento do conceito de qualidade foi influenciado pela racionalização do trabalho e pela produção em massa impulsionada por Frederick Winslow Taylor e Henry Ford. Na altura, a qualidade limitava-se à verificação da conformidade do produto acabado [6]. Em 1916, Henri Fayol enunciou os 5 princípios fundamentais da administração: planear, organizar, comandar, coordenar e controlar, numa obra intitulada Administration industrielle et générale. O controlo já não se limita apenas à conformidade do produto acabado, mas inclui também uma análise dos erros no processo de produção. processo de produção, a fim de tomar medidas corretivas [7]. Em 1947, foi criada a Organização Internacional de Normalização (ISO) [6]. Em 1990, a estrutura ACP quis iniciar uma abordagem autónoma da qualidade, criando a Association Française d'Assurance Qualité en Anatomie et Cytologie Pathologiques (AFAQAP). A AFAQAP é uma associação sem fins lucrativos. Avalia e melhora regularmente a qualidade das práticas dos patologistas em vários domínios (diagnóstico, técnicas de manuseamento de amostras e organização do laboratório) [8].

II.2-Acreditação de laboratórios de anatomia e patologia

A acreditação é um "procedimento através do qual um organismo autorizado reconhece formalmente que uma organização é competente para efetuar tarefas específicas" [9]. O objetivo deste procedimento é garantir a fiabilidade dos exames através de uma avaliação da competência da estrutura da CPA por pares independentes da estrutura a acreditar [9].

II.3-Organização internacional de normalização

A ISO é um organismo internacional de normalização composto por representantes de organizações nacionais de normalização de 158 países. O seu objetivo é produzir normas internacionais nos domínios industrial e comercial, conhecidas como normas ISO [10].

Uma norma é "um documento estabelecido por consenso e aprovado por um organismo reconhecido, que fornece, para uso comum e repetido, regras, orientações ou caraterísticas para actividades ou seus resultados, garantindo um nível ótimo de ordem num determinado contexto" [6].

II.3.a - Norma ISO9001 "Sistema de gestão da qualidade

A ISO 9001 é uma norma que define os requisitos para um sistema de gestão da qualidade. Garante aos doentes serviços que satisfazem as suas expectativas [11].

II.3.b- Norma ISO 17025 "Requisitos gerais para a competência dos laboratórios de ensaio e calibração".

De acordo com a ISO, a norma 17025 é uma norma internacional que estabelece os requisitos gerais de competência para a realização de ensaios e/ou calibrações, incluindo amostragem. Contribui para aumentar a confiança dos laboratórios no fornecimento de resultados fiáveis e válidos de ensaios, calibrações e amostragens [12].

II.3.c- Norma ISO 15189: "Laboratoires d'analyses de biologie médicale - Exigences particulières concernant la qualité et la competence" (Laboratórios de análises de biologia médica - Exigências particulares relativas à qualidade e à competência)

A ISO 15189 é uma norma internacional específica para laboratórios médicos. Baseia-se nas normas ISO9001 e ISO17025, com o objetivo de acreditar os laboratórios médicos [13].

A primeira versão foi redigida em 2003, a segunda em 2007, depois uma versão em 2012 e a versão atual é a de 2022 [14].

A norma ISO 15189 descreve os requisitos e procedimentos específicos de qualidade a seguir na fase pré-analítica [15].

III.   Garantia de qualidade e ferramentas de qualidade

Atualmente, a garantia da qualidade é reconhecida como um critério de confiança. Trata-se de um conceito global que incide sobre todo o sistema de qualidade, incluindo os fornecedores e todo o pessoal envolvido na obtenção do nível de qualidade desejado [1].

As ferramentas de qualidade incluem o método PDCA (planear-fazer-verificar-agir) e o diagrama de Ishikawa.

III.1 Método PDCA

O método PDCA foi desenvolvido por Walter Shewhart em 1930. Em 1950, o estatístico William Edwards Deming apresentou-o aos industriais japoneses sob a forma de uma roda conhecida como a roda de Deming (Figura 2) [16].

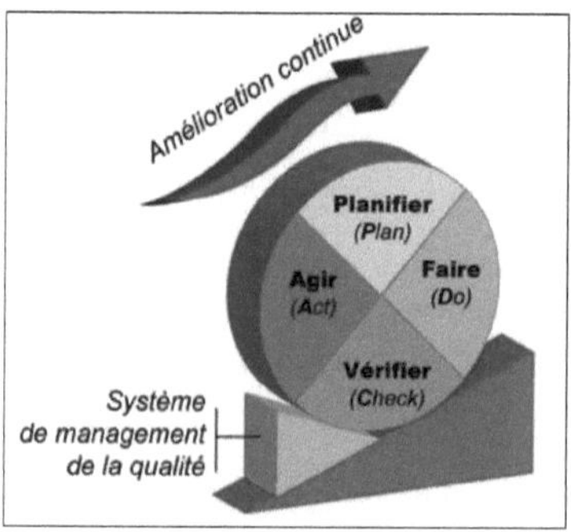

Figura 2: Representação da roda de Deming [17].

Trata-se de um círculo virtual dividido em quatro partes e colocado numa inclinação. Cada quadrante está marcado com uma letra P.D.C.A. A ideia é repetir as 4 fases: Planear-Fazer-Verificar-Agir até atingir o objetivo desejado.
O método PDCA significa Planear, Fazer, Verificar e Agir.

✓Planear: planear, que consiste em preparar o trabalho a realizar e o s meios e recursos necessários para atingir os objectivos fixados.
✓Do: fazer, que consiste em realizar ou executar o trabalho planeado.

✓Verificação: verificar se os objectivos inicialmente fixados foram atingidos.

✓Agir: Agir para melhorar, que consiste em implementar acções de melhoria [16].

III.2-Diagrama de Ishikawa

O diagrama de causa-efeito foi desenvolvido pelo Professor Kaoru Isikawa em 1943. É também conhecido como diagrama de Ishikawa, método 5M (Material, Equipamento, Mão de obra, Ambiente e Métodos) ou diagrama de espinha de peixe devido à sua forma (Figura 3) [18].

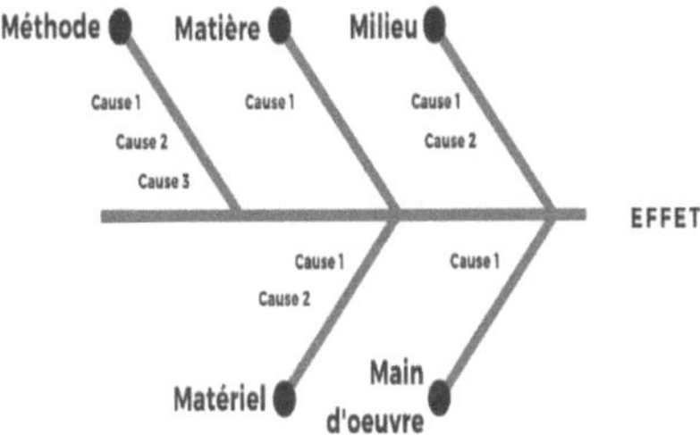

Figura 3: Representação do diagrama de Ishikawa [17].

A análise 5M permite determinar as possíveis causas da NC, a fim de as reduzir ou eliminar. Podemos então determinar qual a causa a que deve ser dada prioridade para ação corretiva [18].

✓Material: Abrange as matérias-primas, os fornecimentos, os dados, os documentos, etc.

✓Equipamento: Agrupa as possíveis causas do apoio técnico (máquinas, equipamentos, ferramentas, etc.) e os produtos utilizados.

✓Mão de obra: inclui formação, motivação, competências, organização, etc.

✓Ambiente: Trata-se do ambiente, das condições de trabalho, do ruído, da luz, etc.

✓Métodos: inclui regras de trabalho, procedimentos, métodos de funcionamento, etc. [18].

IV. Etapas do exame anatomopatológico

O exame AP desenrola-se em três fases (Figura 4):

A fase pré-analítica, que é o objetivo do nosso estudo, abrange todas as etapas desde a prescrição até à análise microscópica propriamente dita.

A fase analítica : esta fase inclui a leitura microscópica e a interpretação das lâminas pelo patologista.

A fase pós-analítica: trata-se de comunicar os resultados aos médicos responsáveis pelo doente e de arquivar as lâminas e os blocos [2].

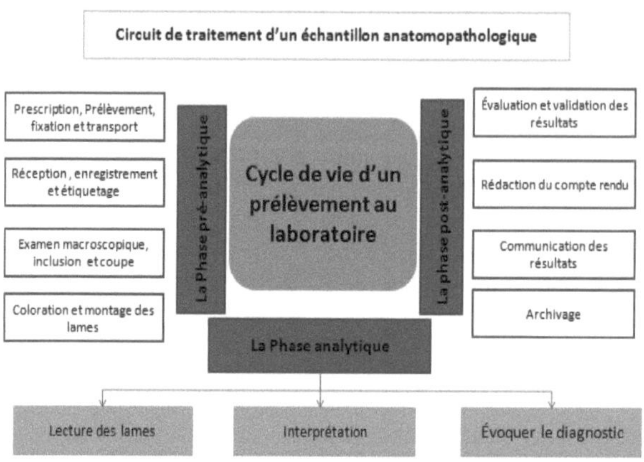

Figura 4: Representação adaptada por PCA das diferentes fases de um exame de PA [19].

IV.1- Fase pré-analítica em anatomia patológica e citologia IV.1.a-Definição da fase pré-analítica

Todas as fases que começam com a prescrição do teste, seguidas da recolha, fixação e transporte da amostra para o laboratório, receção, registo, rotulagem dos frascos e manuseamento da amostra. exame macroscópico, desidratação, inclusão em parafina, seccionamento em micrótomo, coloração e montagem da lâmina [1].

IV.1.b - Especificidade e complexidade da fase pré-analítica

A maioria das amostras de PA são únicas e insubstituíveis, pelo que é necessário um procedimento normalizado para obter resultados que cumpram as normas estabelecidas pelo laboratório [2].

Esta fase é muito morosa e requer muitos recursos humanos, uma vez que a maior parte destes passos são manuais, sendo uma grande fonte de erros, uma vez que :

- Uma grande parte desta fase decorre fora do laboratório, pelo que não pode ser controlada.

- Envolve uma série de manipulações e intervenções humanas, incluindo o pessoal do bloco operatório, o estafeta, os técnicos, as secretárias e os médicos.

- A produção de uma lâmina para exame microscópico é um processo complexo e lento [2,3].

IV.1.c-Actores da fase pré-analítica

A realização da fase pré-analítica na PCR requer pessoal qualificado e competente (Quadro I), consciente da sua importância e de todas as possíveis NC que podem influenciar os resultados da análise. [20]

Quadro I: intervenientes na fase pré-analítica da PA [20].

Actividades	Pessoas envolvidas
Prescrição	Médico
Retiradas	Médico, cirurgião
Fixação	Amostrador, técnico de bloco operatório, Técnico de laboratório
Transporte	Mensageiro, enfermeiro, operário
Receção	Pessoal da receção
Exame macroscópico	Patologista
Manuseamento de amostras	Técnicos de laboratório

IV.2-As etapas da fase pré-analítica

A fase pré-analítica decorre em duas etapas, a primeira frequentemente fora do laboratório e a segunda dentro do laboratório (Anexo 1) [19].A fase pré-analítica externa é efectuada pelo prescritor, amostrador e transportador, cujas tarefas terminam quando os frascos são recebidos num estado que cumpra as normas utilizadas pelo laboratório.A fase pré-analítica interna inicia-se com a receção das amostras e termina com a montagem das lâminas para análise microscópica [17].

IV.2.a-Fase pré-analítica externa

A fase pré-analítica externa é constituída por uma série de etapas:

• Prescrição

Trata-se de um procedimento médico, efectuado por médicos qualificados. Deve responder a uma questão clínica e baseia-se em recomendações de boas práticas [17].

• Débito direto

A amostragem é um procedimento médico que consiste em recolher uma amostra biológica para obter um diagnóstico preciso [4].

• Embalagem

As amostras colhidas são colocadas em frascos adequados ao seu tamanho e tipo [20].

• Fixação

A fixação é um passo essencial para preservar a morfologia celular num estado próximo do estado vivo e evitar a autólise (a lise do tecido vivo pelas suas próprias enzimas). É uma fase definitiva e irreversível [21].
Deve ser efectuada imediatamente após a colheita da amostra [4].

O fixador mais commumente utilizado em histologia é uma solução aquosa de formalina a 4%. Para uma fixação de boa qualidade, :

✓O volume de formalina deve cobrir cerca de 5 vezes o volume da peça a fixar.

✓Escolher um frasco adequado ao tamanho da amostra.

✓Antes da fixação, os órgãos ocos, como o trato digestivo e o útero, devem ser abertos e os órgãos grandes devem ser cortados para facilitar a penetração do fixador [4].

✓Velocidade de penetração do fixador: Os fixadores penetram no tecido a diferentes velocidades e variam de um fixador para outro. Em geral, os fixadores têm uma velocidade de penetração de aproximadamente 1,0 milímetro/hora (Figura 5).

A figura seguinte (Figura 5) mostra a taxa de penetração da formalina numa amostra de fígado com 25 milímetros de espessura. [21]

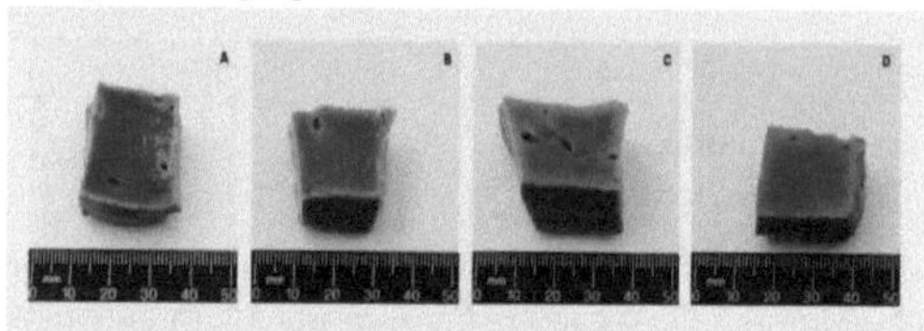

Figura 5: Velocidade de penetração da formalina numa amostra de fígado com 25 mm de espessura [21].

A: penetração de aproximadamente 0,8 milímetros de fixador durante uma hora B: penetração de 1,2 milímetros de fixador durante duas horas C: penetração de aproximadamente 1,6 milímetros de fixador durante quatro horas D: penetração de 2 milímetros de fixador durante oito horas. Note-se que, após oito horas de fixação, o centro da amostra permanece não fixado.

✓Tempo de fixação: depende do tamanho da amostra, aproximadamente 6 horas no mínimo para uma biópsia e 24 a 48 horas para uma peça cirúrgica.

✓Potencial de hidrogénio (PH): o PH do fixador deve ser próximo do PH fisiológico e situar-se entre 6,8 e 7,2 [21].

• Fixador

Existem vários reagentes (líquido de Bouin, fixador Carnoy, etc.) que podem ser utilizados para fixar amostras histológicas. O fixador mais comummente utilizado é uma solução aquosa de formalina a 4% tamponada [20].

A formalina é um fixador químico que foi utilizado como fixador de PCR na década de 1890 por Ferdinand Blum [20].

A formalina a 4% tamponada é obtida diluindo uma parte de formalina concentrada a 40% com 9 partes de água ou tampão. Obtém-se assim uma solução de formalina a 10% que contém aproximadamente 4% de formaldeído, uma concentração ideal para a fixação [21].

• Identificação das amostras

Cada frasco deve ter uma identificação única, uma vez que representa uma ligação única entre o doente e o exame solicitado.

Para garantir uma identificação correta, todos os frascos devem ser rotulados com o nome e apelido do doente e um número de identificação único para cada doente [22].

• **Pedido de exame anatomopatológico**

Cada amostra deve ser acompanhada de um formulário de pedido de exame [20]. Este pedido deve fornecer todas as informações necessárias para que o exame seja efectuado corretamente e para que os resultados sejam interpretados, tais como :

❖ Identificação do doente: nome e apelido

❖ Data de nascimento do doente

❖ Sexo do doente

❖ Identificação do serviço requerente

❖ Identificação e assinatura da pessoa que recolhe a amostra

❖ Tipo de amostras

❖ Data e hora da colheita de cada amostra

❖ Grau de urgência, se necessário

❖ As informações clínicas, paraclínicas e evolutivas necessárias para interpretar a amostra de PA [20].

• **Transporte de amostras**

A norma ISO 15189 exige que cada laboratório assegure que as amostras sejam transportadas em condições óptimas para preservar a integridade da amostra [15].

O transportador deve respeitar os prazos adequados à natureza dos exames solicitados. O transportador pode ser um estafeta, um enfermeiro, um trabalhador hospitalar ou um doente [20].

IV.2.b-Fase interna pré-analítica

Várias etapas sucessivas precedem a análise AP para garantir a fiabilidade dos resultados.

• **Receção**

A receção das amostras é uma etapa importante para a obtenção de resultados de qualidade. Cada laboratório dispõe de um documento que define os critérios de aceitação e rejeição dos pedidos [20].

É efectuada por pessoal autorizado que deve verificar sistematicamente se as informações constantes do formulário de pedido de ensaio correspondem às amostras, para garantir que os dados estão corretos [22].

• **Registo de pedidos de exame**

Uma vez avaliada a conformidade dos dados, os pedidos de exames AP são registados num sistema informático ou no registo do laboratório [20].

• **Rotulagem**

Cada amostra é rotulada com :

* Identificação única do doente

* O código de barras

* O número de identificação

* O tipo de exame (citologia ou histologia) [20].

• Desidratação

A desidratação consiste em retirar a água intracelular dos tecidos fixados, de modo a que se possam efetuar cortes finos sem perder a estrutura celular inicial no momento do corte (libertação súbita de água). É necessário reter 2% a 3% de água intracelular para facilitar o corte e evitar o endurecimento da peça [20].

• Parafina

A fase de inclusão em parafina fornece um suporte externo para os tecidos, de modo a facilitar o corte pelo micrótomo e a assegurar que os tecidos são bem preservados após o corte.
A inclusão é efectuada utilizando uma máquina de inclusão em parafina. A máquina deve ser limpa para evitar a contaminação por resíduos de tecido [22].

• Seccionamento com micrótomo

Esta etapa produz fitas de cortes de espessura variável. A espessura das secções é escolhida de acordo com o tecido e a coloração pretendida (regra geral, 3 a 5 micrómetros) [22].

• Espalhamento em lâminas de vidro

O espalhamento permite que as fitas fiquem planas num banho de água quente antes de serem recolhidas em lâminas para exame microscópico [4].

• Coloração e preparação de lâminas

A coloração de rotina para a PCR é a hematoxilina e a eosina (HE).

A coloração HE revela o núcleo e o citoplasma das células. A hematoxilina cora o núcleo de púrpura e a eosina cora o citoplasma de cor-de-rosa. A coloração utilizada em citologia é a coloração de Papanicolaou. A coloração de Papanicolaou destaca o núcleo, o citoplasma e a presença de queratina nas células. A hematoxilina cora o núcleo de púrpura, a eosina azul cora o citoplasma de cor-de-rosa e o Papanicolaou OG6 cora as células que contêm queratina de cor de laranja [4].
A verificação dos parâmetros de coloração, como o tempo necessário em cada banho de coloração, a concentração de reagentes, o controlo de qualidade das soluções e a manutenção dos banhos, melhorará a qualidade das lâminas obtidas [20].

• Colocação das lâminas

A montagem das lâminas consiste em proteger o fragmento através da aplicação de uma lamela na lâmina, utilizando um meio de montagem que deve ser transparente e isento de qualquer coloração.

A técnica de montagem correta implica evitar a presença de bolhas de ar, pressionando suavemente a lamela com os dedos [22].

V. Gestão de não-conformidades na fase pré-analítica

De acordo com a definição da ISO9000, uma NC corresponde à não satisfação de um requisito. Pode dizer respeito a qualquer fase do exame da APC [17].

V.1-Possíveis não-conformidades cometidas durante a fase pré-analítica no laboratório de anatomia patológica e citologia

V.1.a-Sem formulário de pedido ou garrafa

Uma amostra sem formulário de pedido ou um pedido sem amostra é uma NC que impede a realização da análise.

V.1.b-Identificação incorrecta do doente

Os funcionários responsáveis pela receção são frequentemente confrontados com formulários de pedido de exames incompletos ou com letra ilegível (figura 6), o que pode impedir a realização da análise e a interpretação dos resultados [23].

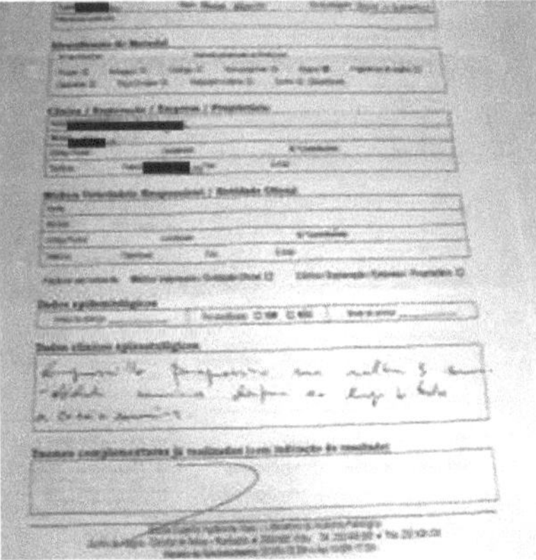

Figura 6: Exemplo de um formulário de pedido com informações incompletas e caligrafia ilegível [23].

V.1.c - Incompatibilidade entre o nome do doente no formulário de pedido e no frasco

As discrepâncias entre o nome do doente no formulário de pedido e a amostra colhida resultam do facto de o pessoal que identifica o tubo ser diferente daquele que colhe a amostra, ou quando a amostra é enviada para o laboratório antes de os dados do doente terem sido verificados. Esta NC impede a realização do teste [17].

V.1.d-Ausência de data e hora da amostragem

A especificação da data e da hora da colheita é importante, uma vez que dá ao patologista uma ideia do tempo durante o qual a amostra será fixada ou não fixada se a amostra for recebida não fixada [23].

V.1.e-Ausência de informação clínica, paraclínica e sobre o desenvolvimento

No estudo histológico e citológico efectuado pelo patologista, a informação clínica, paraclínica e evolutiva é muito importante, pois fornece informações relativas à história clínica do doente, aos exames efectuados e aos diagnósticos sugeridos, que podem orientar e ajudar o patologista a interpretar os resultados. A ausência de informações clínicas pode influenciar a relevância do resultado [22].

V.1.f-Ausência de carimbo ou assinatura do médico

O formulário de pedido deve ser corretamente assinado pelo médico prescritor para que este possa assumir a sua responsabilidade [17].

V.1.g-Erro de identificação do frasco

Dados incompletos ou inexactos no rótulo da amostra podem conduzir a :

- Discrepância entre os resultados do exame AP e o estado clínico do paciente.

- Conduta terapêutica inadequada.

- Diagnóstico tardio.

A identificação incorrecta da amostra é uma NC de bloqueio [20].

V.1.h-Erro de embalagem

Os NCs para condicionamento de amostras incluem :

- Tamanho do frasco não adaptado ao tamanho da amostra (figura 7)

- Frasco mal fechado, com risco de fuga de formalina e/ou perda de toda ou parte da amostra [23].

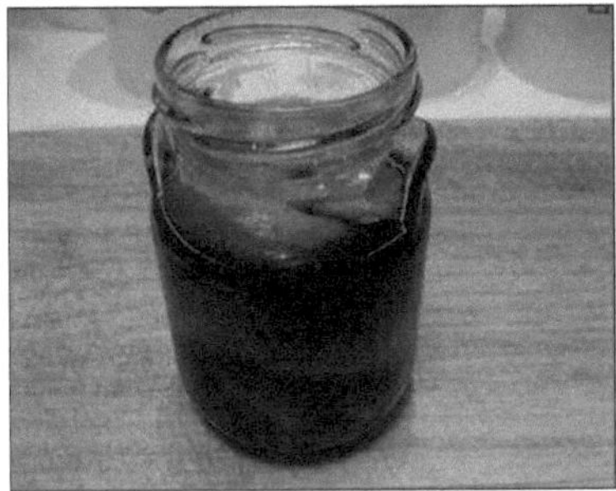

Figura 7: Exemplo de uma garrafa inadequada para o tamanho da amostra [23].

V.1.i-Fixação inadequada

As más condições de fixação têm um impacto direto na qualidade da amostra, como :
- A ausência de fixação.

- Escolha incorrecta do fixador.

- Volume insuficiente de fixador (figura 8) [23].

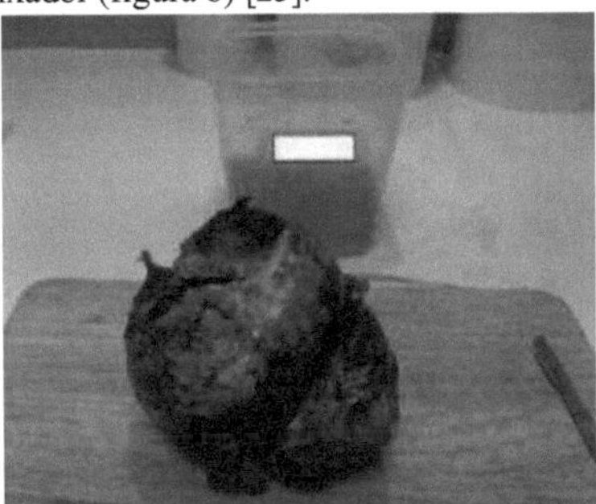

Figura 8: Volume de fixador insuficiente para o tamanho da amostra [23].

V.1.j-Erro de desidratação

Uma desidratação excessiva resulta em fragmentos muito duros, o que afectará a qualidade da secção do micrótomo. Uma desidratação insuficiente resulta em tecido mole que é difícil ou impossível de cortar [4].

V.1.k-Número de identificação eliminado

Se o número de identificação for apagado dos blocos ou lâminas, o exame será bloqueado e os resultados serão erróneos (Figura 9) [23].

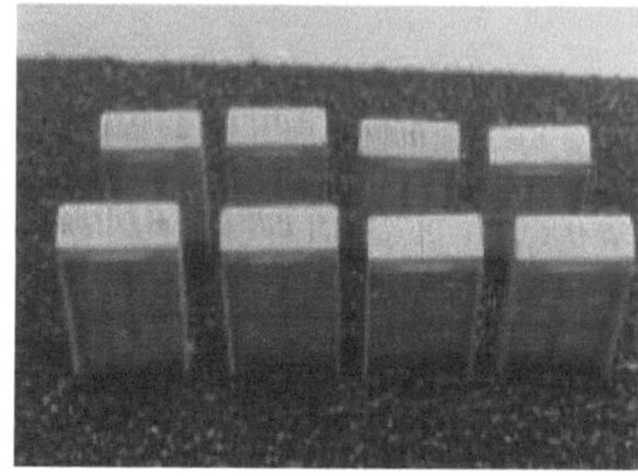

Figura 9: Números de identificação eliminados [23].

V.1.l-Secção espessa

As secções espessas influenciam a leitura microscópica das lâminas, dificultando a distinção entre as diferentes estruturas e células [22].

V.1.m-Erro de coloração

A coloração excessiva ou insuficiente das lâminas pode dificultar a leitura microscópica [22]. Os diferentes tipos de NC estão resumidos e representados no quadro seguinte: (quadro II).

Quadro II: Quadro recapitulativo dos diferentes tipos de NC em PCA.

Tipo de incumprimento	
Bloqueio NC	Não bloqueante NC
-Não há pedido de exame. -identificação incorrecta do doente Discrepância entre o nome do paciente no formulário de pedido e o frasco Falta de informação clínica relevante. -Ausência de amostra. Identificação incorrecta dos frascos Fixação inadequada Erro de desidratação -Número apagado no bloco ou na lâmina	Ausência de data e hora da amostragem. - Ausência de carimbo ou assinatura do médico prescritor. Erro de embalagem Corte espesso Erro de coloração

V.2-Gestão da NC pré-analítica em anatomopatologia

De acordo com a norma ISO 15189, o controlo das NC é um requisito regulamentar [15]. As NC são muito frequentes e afectam todas as fases do processo pré-analítico [2]. Todas as NC devem ser detectadas, identificadas, registadas e corrigidas [17].Para melhorar a fase pré-analítica, o primeiro passo é que o pessoal responsável registe estas NC num formulário denominado ficha NC.Não basta detectá-las, é necessário corrigi-las, investigando e analisando as causas, avaliando os riscos associados e estabelecendo acções preventivas e de melhoria.A correção imediata ou o tratamento da DRC é da responsabilidade da pessoa que a detecta, dentro dos limites da sua competência [17,19].

I. Apresentação do estudo

Realizámos um estudo observacional descritivo no laboratório de PCR. O estudo decorreu durante um período de 3 anos e 5 meses, de janeiro de 2020 a 27 de maio de 2023. Começámos por percorrer as várias unidades do laboratório e observar a fase pré-analítica interna diária na PCR, identificámos e registámos as NC diárias que chegam ao laboratório e, em terceiro lugar, elaborámos um questionário (Anexo 2) para os vários colaboradores do laboratório de PCR envolvidos na fase pré-analítica. Este questionário abrangia as diferentes etapas da fase pré-analítica, o conhecimento do pessoal sobre as NC, a frequência com que as NC são registadas e a forma como podem ser geridas. Foi examinado pelo orientador da dissertação e pelo chefe do departamento do laboratório de PCR para validar o conteúdo, de modo a que cada uma das perguntas fosse formulada de forma clara e facilmente interpretável.

II. Critérios de inclusão

Incluímos os diferentes tipos de NC pré-analíticos no nosso estudo.

III. Critérios de exclusão

Excluímos do nosso estudo os diferentes tipos de NC analíticas e pós-analíticas, bem como as NC de técnicas de diagnóstico complementares (imunohistoquímica e biologia molecular).

IV. Apresentação do serviço de anatomia e patologia

O laboratório de PCR é dirigido por um chefe de departamento assistido por chefes de unidade. As suas principais actividades são: exame histopatológico convencional e exame extemporâneo, exame citológico convencional e análises moleculares: Reação em cadeia da polimerase (PCR), sequenciação, etc. e exames complementares especializados: colorações especiais, imunohistoquímica e hibridação in situ. Recebe amostras histológicas (amostras de autópsias, biópsias, peças cirúrgicas, etc.) e amostras citológicas (esfregaços cervico-uterinos, líquido brônquico, etc.). Para realizar eficazmente as suas tarefas, o laboratório de PCR dispõe de uma série de recursos, incluindo instalações, pessoal, equipamento e reagentes, que são apresentados a seguir sob a forma de um organigrama (figura 10).

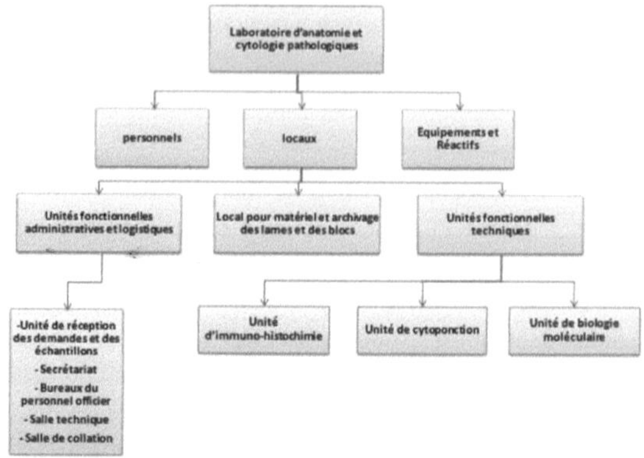

Figura 10: Organigrama do laboratório de PCR.

V. Curso da fase pré-analítica no laboratório de anatomia e citologia patológica do nosso hospital

O programa diário para a fase pré-analítica da recolha de células e tecidos é o seguinte

V.1- Aceitação

Na presença do estafeta do serviço requerente, procedeu-se à verificação das amostras recebidas e dos formulários de pedido de exame AP (apêndice 3), verificando todos os pontos seguintes nos formulários de pedido e nos frascos:

• A identidade do doente: apelido, nome próprio, data de nascimento, sexo.

• A data (dia e hora) e a natureza da amostra.

• A presença dos dados clínicos do paciente.

V.2- Registo

As amostras são então registadas no Registo Médico Eletrónico (DMI) do laboratório (figura 11) e é-lhes atribuído um número de identificação único que será transcrito nos blocos e lâminas a serem examinados pelo patologista.

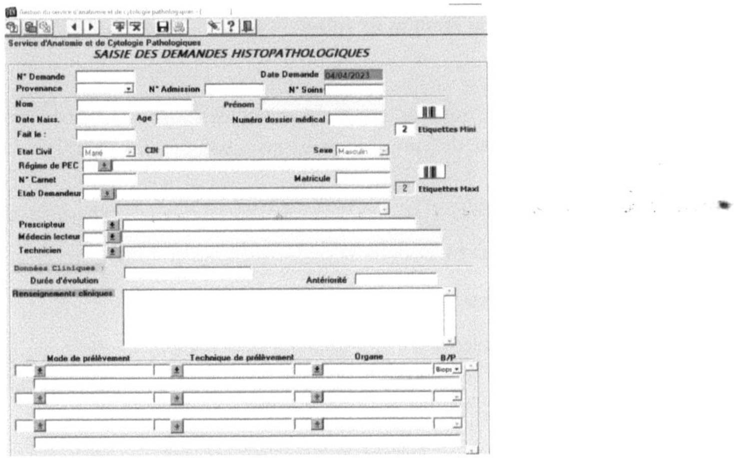

Figura 11: DMI no laboratório de PCR.

As amostras são então classificadas de acordo com o seu tipo (citologia, biopsia e peça cirúrgica).

V.3- Rotulagem

Cada amostra é rotulada com :

• Identificação do docntc.

• O código de barras.

• O número de identificação.

• O tipo de exame (citologia ou histologia).

V.4-Transporte das amostras da receção para a sala técnica

Após registo, triagem e etiquetagem, as amostras são enviadas para a sala técnica para análise técnica. A análise técnica das amostras é efectuada nas fases seguintes:

V.4.a-Estudo das células

• **Centrifugação**

O líquido (natural, derrame ou lavagem) é levado para o laboratório onde é centrifugado para obter um pellet.

• Espalhar células em lâminas de vidro

Esta fase consiste em espalhar o material citológico com uma segunda lâmina inclinada a 30° em relação à primeira, de forma rápida e suave, sem pressionar demasiado para não esmagar as células.

• Fixação de spreads

É seca ao ar ou imersa em álcool a 95°.

• Coloração de Papanicolaou

A coloração de Papanicolaou é efectuada nas fases seguintes:

· Coloração com hematoxilina de Harris durante 2 a 5 minutos

· Enxaguamento com água da torneira

· Desidratação em 02 tanques de álcool de concentração crescente (70° /95°)

· Coloração de Papanicolaou OG6 durante 10 a 15 minutos

· 02 tanques de etanol a 95°

· Coloração com Papanicolaou Eosine-Azur EA50 durante 10 a 15 minutos

· Desidratação das lâminas em tanques de álcool com uma concentração graduada até ao nível absoluto
· Abrilhantar em xileno
· Montagem Eukitt entre lâmina e lamela

· Leitura das lâminas pelo patologista utilizando um microscópio ótico

V.4.b-Estudo dos tecidos

• Exame macroscópico

O exame macroscópico é efectuado a olho nu e consiste em descrever, medir, palpar e, em seguida, dissecar as amostras em pequenos fragmentos que serão inseridos em cassetes com o número de identificação do doente.

• Desidratação

É efectuada numa máquina automática de desidratação e de dissolução de gorduras (Figura 12). O ciclo dura cerca de catorze horas. As amostras já colocadas em cassetes são desidratadas por imersão em tanques de álcool de concentração crescente (70°, 75°, 80°, 90°, 95°, depois 100°) durante 6 horas, uma hora em cada tanque. O álcool é então substituído por um solvente miscível com parafina, utilizando 2 tanques de xileno durante 2 horas. As amostras são passadas através de parafina derretida para preencher todas as cavidades dos tecidos e fornecer suporte interno para os tecidos durante 6 horas.

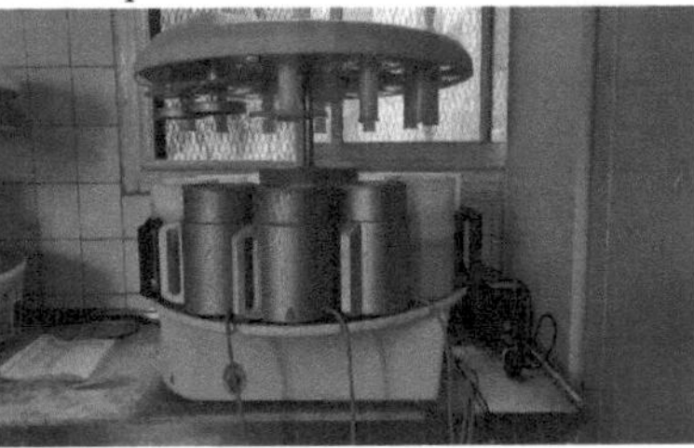

Figura 12: Máquina automática de desidratação e dissolução de gorduras.

• Parafina

Esta fase é efectuada com um distribuidor de parafina. Produz blocos de parafina. As fases de inclusão são as seguintes (Figura 13):

o Abrir as cassetes e colocar os fragmentos em moldes metálicos.

o Deitar a parafina aquecida (59 a 60°), exercendo uma ligeira pressão sobre o fragmento para o manter plano.

o Cobrir o fragmento com a cassete correspondente com o número de registo.

o Colocar os blocos num tabuleiro de arrefecimento durante 15 minutos.

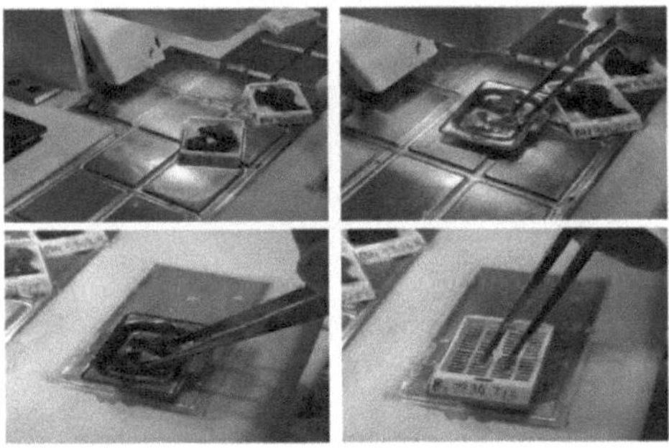

Figura 13: Incorporação em parafina

•Planificação

Este passo é efectuado utilizando um micrótomo com uma espessura entre [20 e 25 microns]. O excesso de parafina é retirado para facilitar o corte (Figura 14).

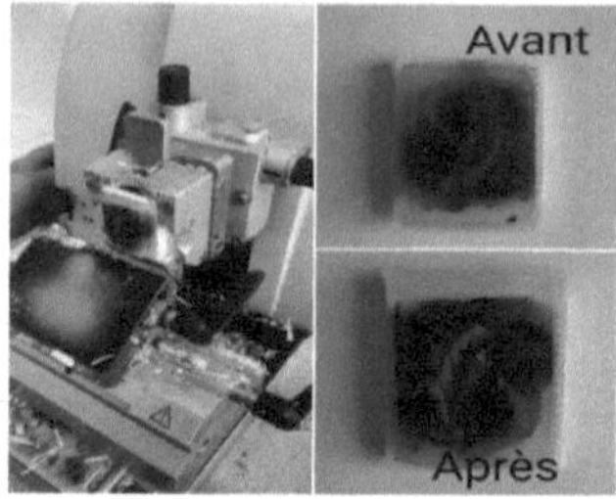

Figura 14: Bloco de parafina antes e depois do aplainamento.

• **Seccionamento com micrótomo**

Esta fase é efectuada com um micrótomo com uma espessura que varia entre [3 e 5 microns]. As secções em forma de fita são colocadas num banho de água e depois recolhidas em lâminas de vidro. As lâminas são depois colocadas numa placa quente (60°) durante 15 minutos (Figura 15). As lâminas foram depois colocadas numa estufa (58°) durante 24 horas para desparafinação.

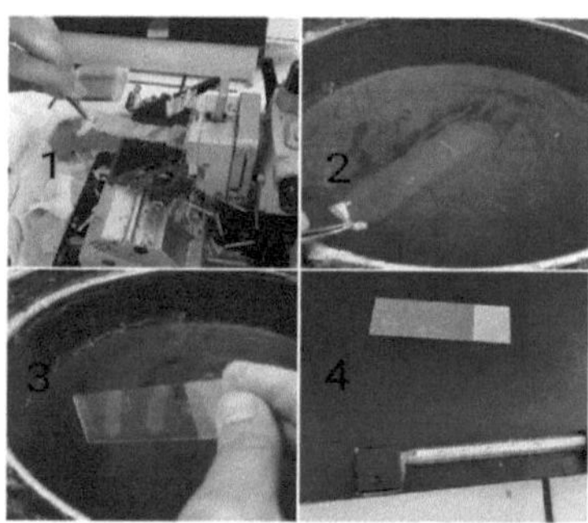

Figura 15: Secção de micrótomo.

• **Coloração de hematoxilina-eosina**

A coloração é efectuada nas fases seguintes. Os suportes de coloração são apresentados na figura 16:

• Passagem por 2 tanques de xileno durante 2 horas

• Passagem por uma cuba de álcool amoniacal (200 ml de álcool a 95° + 2 gotas de amoníaco) durante 5 minutos para clarear as lâminas.

• Enxaguamento com água

• Hidratação das lâminas em 3 tanques de álcool de concentração decrescente (95% a 75%)

• Enxaguamento com água

• Coloração com hematoxilina de Harris durante 5 minutos

• Enxaguamento com água

• Diferenciam-se (ficam azuis) durante alguns minutos num banho de água corrente

• Coloração com eosina (aquosa) durante 3 minutos

• Enxaguamento com água

• Desidratação de lâminas com álcool por ordem ascendente (75% a 100%)

• Clarear lâminas em xileno

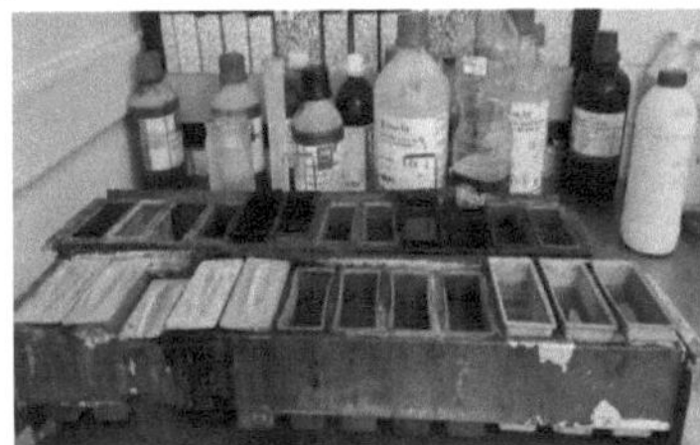

Figura 16: Prateleiras de coloração.

• Colocação das lâminas

Montagem entre lâmina e lamela com Eukitt para proteger as secções.

VI. Tratamento de não-conformidades

Após verificação da informação constante do rótulo da garrafa com a do formulário de pedido e da conformidade das amostras, e após análise técnica, as NC detectadas foram registadas no livro de NC (Apêndice 4). Para o efeito, indicava-se a data de receção do pedido, o número de identificação, o pessoal responsável pela comunicação, o tipo de NC, a causa e a solução adoptada.

VII. Melhorar a fase pré-analítica em anatomia patológica e citologia

Para melhorar a fase pré-analítica no laboratório de PCR, utilizámos o diagrama de Ishikawa, que nos ajudou a identificar as principais causas de NC e a implementar as seguintes acções corretivas:

- Sensibilizar o pessoal paramédico para a importância desta fase, distribuindo-lhe uma brochura (Anexo 5).

- Elaboração de procedimentos: os procedimentos descrevem a forma como uma atividade deve ser executada em conformidade com as exigências do serviço ACP.

I. Representação global das não-conformidades pré-analíticas identificadas no serviço de anatomia e patologia

Durante o período do nosso estudo, registámos 348 casos de DRC num total de 36.281 pedidos de exames de PA enviados ao serviço de PCR, ou seja, uma taxa de 0,95%. Os diferentes tipos de DRC são apresentados no quadro III.

Quadro III: Os diferentes tipos de NC pré-analíticos revelados durante o nosso estudo.

Tipos de efectivos NC

Sem pedido	4
Identificação incorrecta do doente	43
Ausência de data e hora da amostragem	25
Falta a assinatura ou o carimbo do prescritor	32
Falta de informação clínica	5
Natureza da amostra não coerente entre o cartão e a garrafa	1
Discrepância entre a aplicação e os dados da garrafa	5
Erro de rotulagem	10
Número de lâminas citológicas colhidas não especificadas no formulário	17
Garrafa vazia	1
Perda de amostra	9
Erro de embalagem	11
Amostra não conforme com a análise solicitada (amostras recebidas para uma exame bacteriológico)	2
Débito direto não fixo	23
Taxa hiper-fixa	1
Volume de fixador insuficiente	74
Fixador com exceção da formalina	7
Lâmina partida	5
Atrasos no encaminhamento	15
Discordância entre o bloco e o ca	29
Excesso de coloração	20
Número de identificação apagado durante a coloração	4
Erro de inclusão	2
Desidratação deficiente das amostras	3
Total	348

As NC reveladas durante o nosso estudo foram classificadas de acordo com 3 categorias que estão representadas na figura seguinte (figura 17).

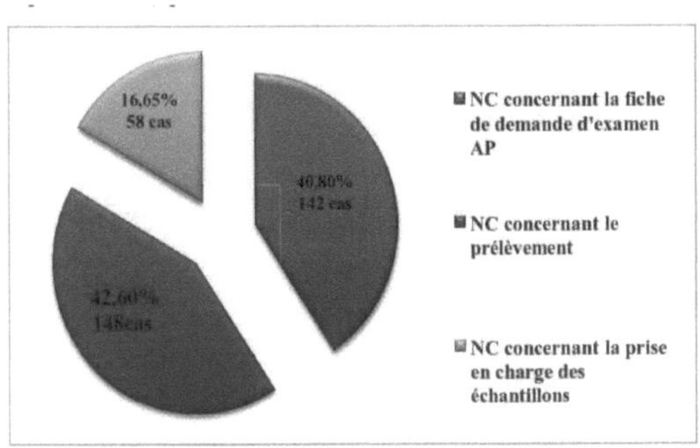

Figura 17: Percentagem de categorias de NC reveladas durante o nosso estudo.

II. Representação de não-conformidades pré-analíticas relativas à amostragem

Registámos 148 casos de DRC relacionados com a amostragem (42,60% do total de DRC), expressos em percentagem na Figura 18.

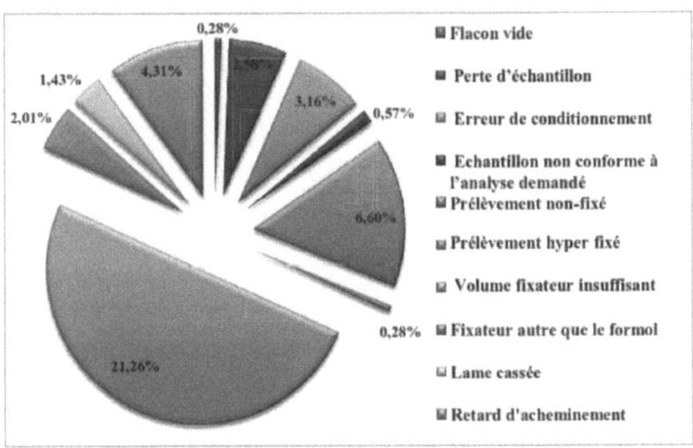

Figura 18: Discriminação das NC pré-analíticas relativas à amostragem.

A figura 19 mostra um exemplo de amostras recebidas no departamento de PCR com um volume insuficiente de formalina.

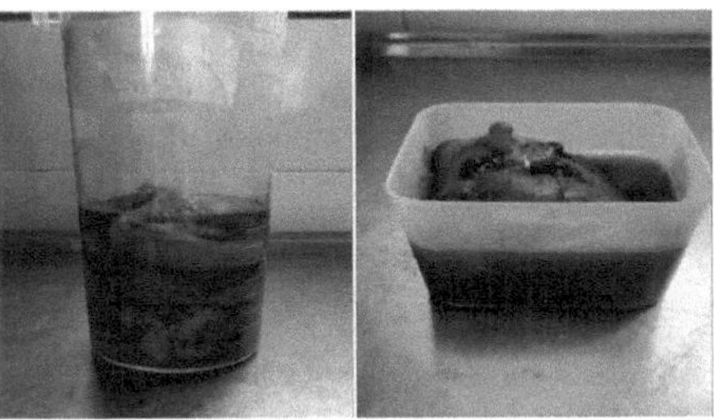

Figura 19: Exemplos de volume insuficiente de formalina.

A Figura 20 mostra uma amostra cirúrgica enviada para o departamento de PCR sem formalina.

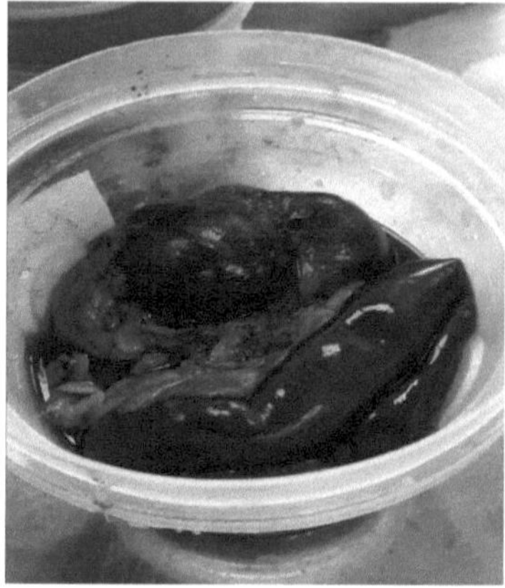

Figura 20: Exemplo de um recibo cirúrgico não fixo.

A figura 21 mostra exemplos de amostras enviadas em garrafas inadequadas.

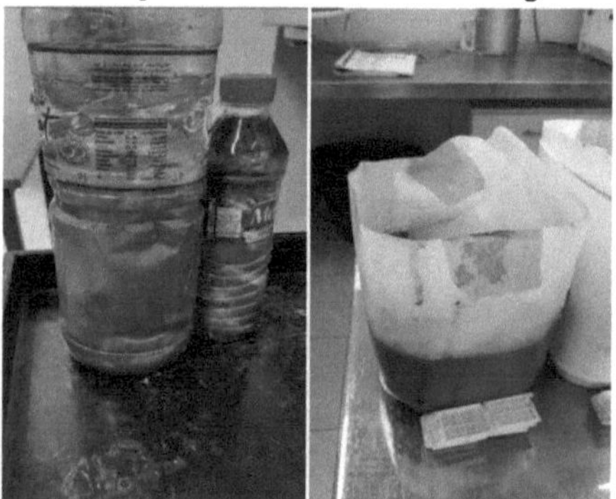

Figura 21: Exemplos de erros de embalagem de amostras.

III. Representação de não-conformidades pré-analíticas relativamente ao formulário de pedido de exame AP

No que diz respeito às NC relacionadas com o formulário de pedido de exame AP, registámos 142 casos de NC (ou seja, 40,80% do total de NC), que são expressos em percentagem na Figura 22.

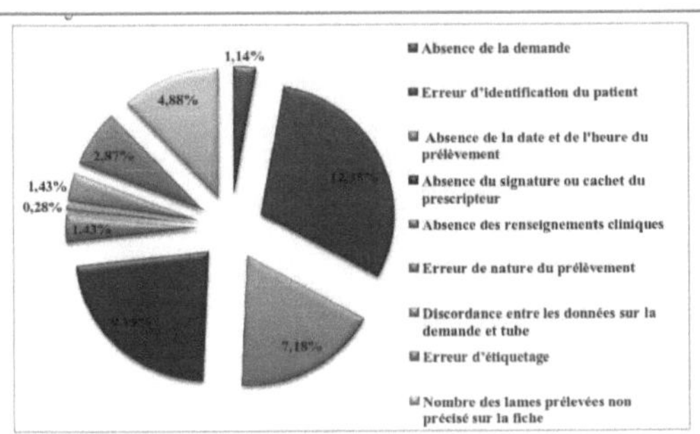

Figura 22: Representação das NC pré-analíticas relativas ao formulário de pedido de ensaio AP.

A figura 23 mostra um formulário de pedido de ensaio AP sem a data e a hora da amostragem.

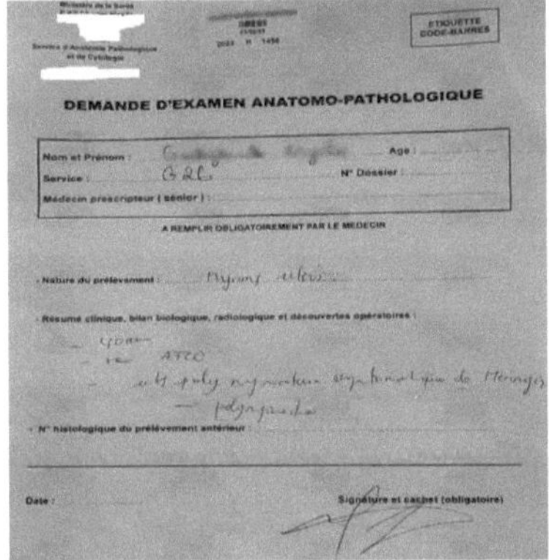

Figura 23: Exemplo de um formulário de prescrição sem mencionar a data e a hora da colheita.

IV. Representação de não-conformidades pré-analíticas relativas ao manuseamento de amostras

No que diz respeito às NC relacionadas com o tratamento das amostras, registámos 58 casos de NC (ou seja, 16,65% do total de NC), que são expressos em percentagem na Figura 24.

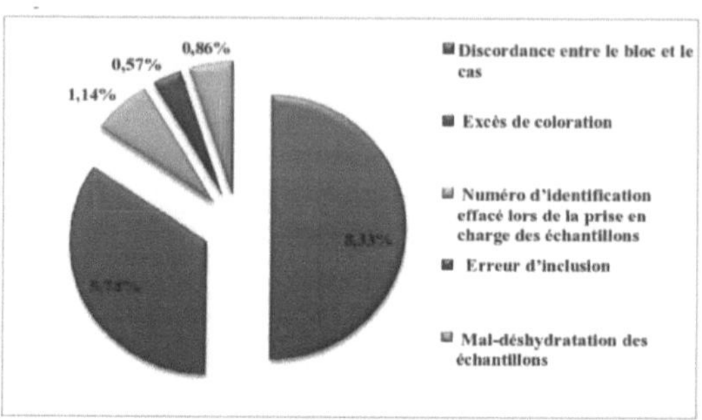

Figura 24: Representação das NCs relativas ao manuseamento de amostras.

A figura 25 mostra um exemplo de uma série de lâminas para análise microscópica que estão em excesso de coloração.

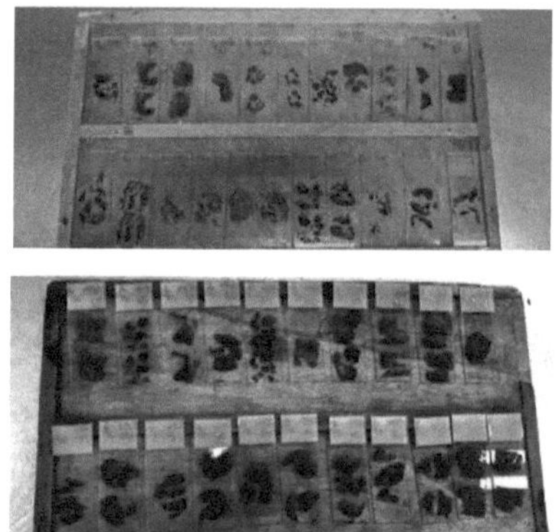

Figura 25 A: série de lâminas com coloração normal; B: excesso de coloração

A Figura 26 mostra um exemplo de tecido duro mal desidratado que é difícil de cortar com o micrótomo (desidratação excessiva).

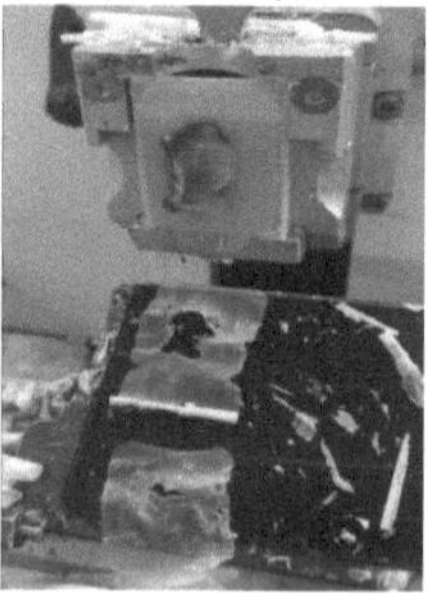

Figura 26: Exemplo de tecido duro (desidratação excessiva).

30

A figura 27 mostra exemplos de números de identificação de doentes que são apagados quando são recolhidas amostras.

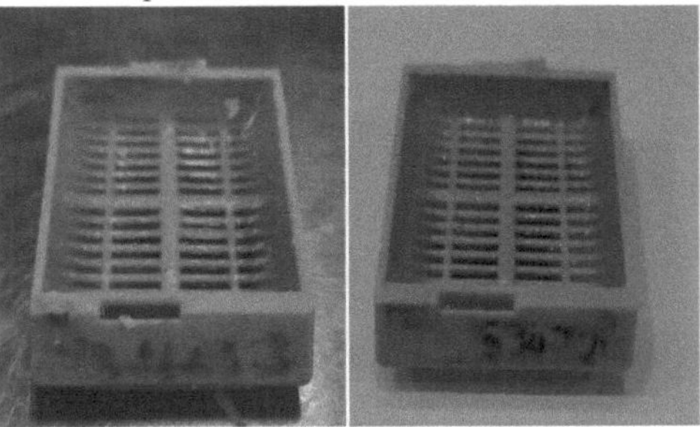

Figura 27: Exemplos de números de identificação eliminados aquando da recolha de amostras.

V. Repartição dos incumprimentos por origem clínica

Os vários tipos de DRC revelados durante o nosso estudo foram provenientes de 14 serviços clínicos do nosso hospital. Os serviços responsáveis pelas DRC são apresentados no Quadro IV.

Quadro IV: Repartição da NC por origem clínica.

Departamento responsável pela NC	Número de NC	Percentagens
Cirurgia geral I	61	17,52%
Obstetrícia e ginecologia I	65	18,67%
Gastroenterologia	20	5,74%
Dermatologia	12	3,44%
Urologia	25	7,18%
Cirurgia geral II	26	7,47%
Medicina interna II	1	0,28%
Obstetrícia e ginecologia II	28	8,04%
Cirurgia ortopédica e traumatológica	9	2,58%
Estomatologia e cirurgia maxilo-facial	20	5,74%
Medicina legal	8	2,29%
Anatomia e citologia patológica	58	16,66%
Medicina interna I	1	0,28%
Orelha, nariz e garganta (ORL)	14	4,02%
Total	348	100%

VI. Resultados do questionário

O nosso questionário incidiu sobre 17 pessoas envolvidas na fase pré-analítica interna no departamento de PCR.

V.1- Perfil

O questionário dizia respeito às pessoas resumidas no quadro V.

Quadro V: Repartição dos perfis dos inquiridos.

Perfil	Trabalhadores	Percentagens
Patologista	5	29,42%
Anatomopatologista residente	4	23,53%
Pessoal da receção	1	5,88%
Técnico de laboratório	7	41,17%
Total	17	100%

V.2.-Interpretação das respostas ao questionário

V.2.a- Conhecimento das diferentes etapas do exame anatomopatológico

As respostas relativas ao conhecimento das diferentes fases do exame AP são apresentadas no quadro seguinte (quadro VI).

Tabela VI: Distribuição das respostas relativas ao conhecimento das etapas do exame AP.

Conhecimento das etapas do exame AP	Força de trabalho	Percentagem
Sim	16	94,12%
Não	1	5,88%
Total	17	100%

A Figura 28 mostra as percentagens da distribuição das respostas dos funcionários que responderam que tinham conhecimento das fases do exame AP.

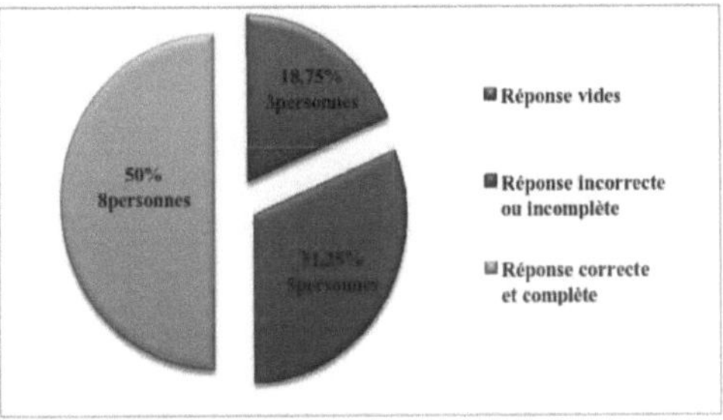

Figura 28: Distribuição das respostas dos funcionários que responderam ter conhecimento das fases do exame AP.

V.2.b-Conhecimento das etapas da fase pré-analítica em anatomia patológica e citologia

As respostas do pessoal relativamente ao conhecimento das etapas da fase pré-analítica da PCR são apresentadas no quadro seguinte (Quadro VII).

Quadro VII: Repartição das respostas relativas ao conhecimento das etapas da fase pré-analítica.

Conhecimento das etapas da fase pré-analítica	Força de trabalho	Percentagem
Sim	13	76,47%
Não	4	23,53%
Total	17	100%

A Figura 29 mostra a distribuição das respostas do pessoal que respondeu estar familiarizado com as etapas da fase pré-analítica da PCR.

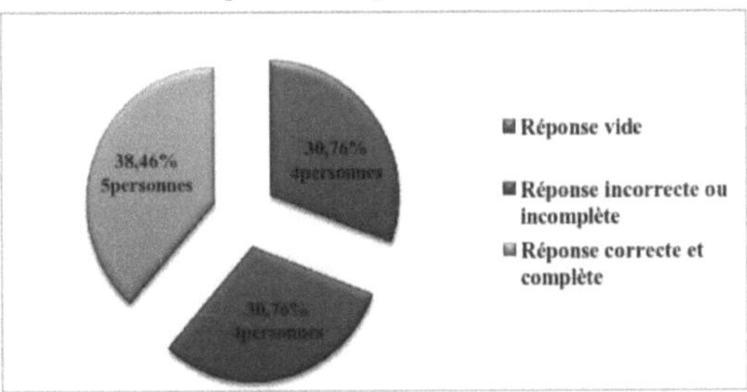

Figura 29: Distribuição das respostas do pessoal que respondeu estar familiarizado com as etapas da fase pré-analítica da PCR.

V.2.c-Resposta sobre a importância da fase pré-analítica

As respostas relativas à importância da fase pré-analítica são apresentadas na figura seguinte (figura 30).

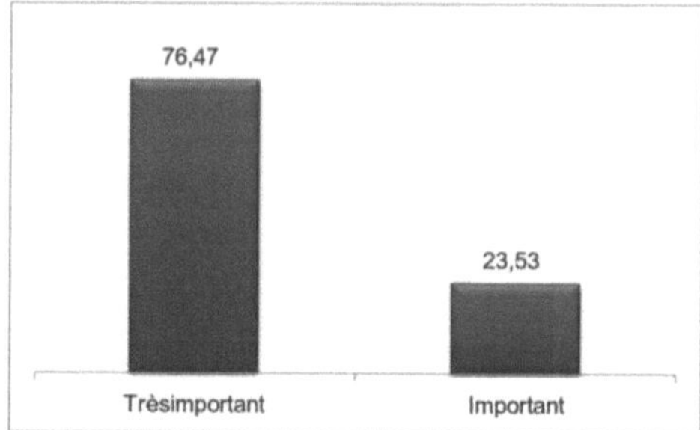

Figura 30: Distribuição das respostas relativas à importância da fase pré-analítica.

- Treze funcionários consideraram que a fase pré-analítica era muito importante.

- Quatro funcionários consideraram que a fase pré-analítica era importante.

V.2.d - Formação para a fase pré-analítica

As respostas relativas à formação na fase pré-analítica são apresentadas no quadro seguinte (quadro VIII).

Quadro VIII: Repartição das respostas relativas à formação na fase pré-analítica.

Formação na fase pré-analítica	Trabalhadores	Percentagem
Sim	8	47,05%
Não	9	52,95%
Total	17	100%

V.2.e-Não conformidades

As respostas relativas ao conhecimento de uma CN são apresentadas no quadro seguinte (Quadro IX).

Quadro IX: Repartição das respostas relativas ao conhecimento da definição de CN.

Conhecimento da definição de CN	Trabalhadores	Percentagem
Sim	14	82,35%
Não	3	17,65%
Total	17	100%

A Figura 31 mostra as percentagens da distribuição das respostas dos funcionários que responderam que conheciam a definição de NC.

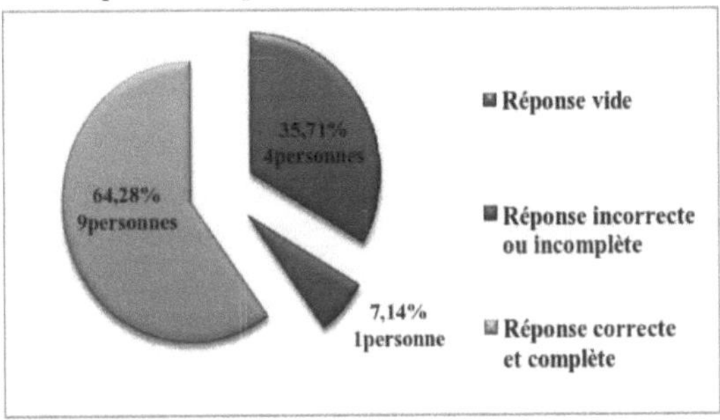

Figura 31: Repartição das respostas do pessoal que respondeu que conhecia a definição de NC.

V.2.f-Conhecimento dos diferentes tipos de NC

O quadro X apresenta as respostas relativas ao conhecimento dos diferentes tipos de NC

Quadro X: Repartição das respostas relativas ao conhecimento dos diferentes tipos de NC

Conhecimento dos diferentes tipos de NC	Trabalhadores	Percentagem
Sim	11	64,7%
Não	6	35,3%
Total	16	100%

A Figura 32 mostra as percentagens da distribuição das respostas dos funcionários que responderam que tinham conhecimento dos diferentes tipos de NC.

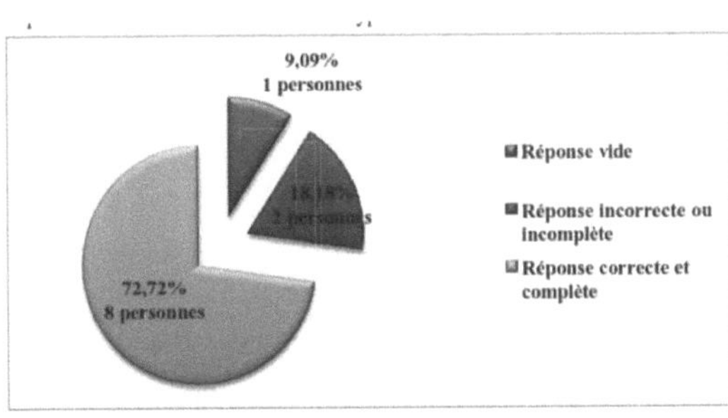

Figura 32: Repartição das respostas do pessoal que respondeu ter conhecimento dos diferentes tipos de CN.

V.2.g- conhecimento das não-conformidades que podem influenciar o exame anatomopatológico durante a receção

As respostas relativas ao conhecimento das DRC que podem influenciar o exame anatomopatológico são apresentadas no Quadro XI.

Tabela XI: Distribuição das respostas relativas ao conhecimento das NCs que podem influenciar o exame anatomopatológico durante a receção.

Conhecimento das NC que podem influenciar o exame	Força de trabalho	Percentagem
Sim	15	88,23%
Não	2	11,77%
Total	17	100%

V.2.h- Frequência de registo das não conformidades

As respostas relativas à frequência com que as NC são registadas são apresentadas no Quadro XII e expressas em percentagem na Figura 33:

Quadro XII: Discriminação das respostas relativas à frequência com que as NC são registadas

Registo de NC	[0%,25%]	[25%,50%]	[50%,75%]	[75%,100%]	Total
Força de trabalho	7	4	3	3	17

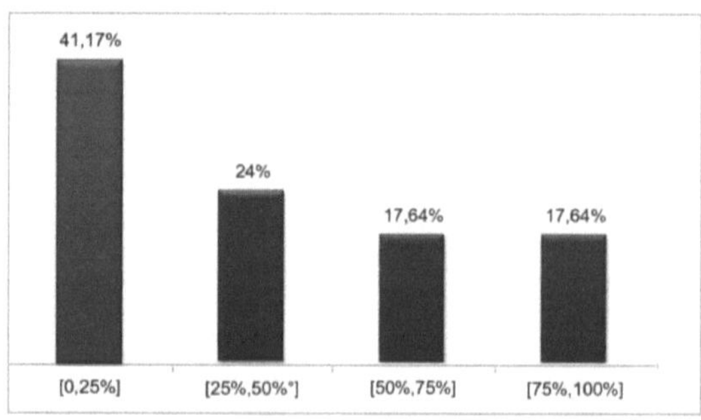

Figura 33: Repartição das respostas relativas à frequência do registo de NC.

V.2.k- Impacto das não-conformidades nos resultados da análise

As respostas relativas ao conhecimento do impacto das NC nos resultados das análises são apresentadas no Quadro XIII.

Quadro XIII: Repartição das respostas relativas ao conhecimento do impacto das NC nos resultados das análises.

Conhecimento do impacto das NCs nos resultados das análises	Força de trabalho	Percentagem
Sim	10	58,83%
Não	7	41,17%
Total	17	100%

V.2.i-Como gerir as não-conformidades

As respostas relativas à forma como os CN são geridos são apresentadas no Quadro XIV.

Quadro XIV: Repartição das respostas relativas ao conhecimento da gestão da NC.

Conhecimentos de gestão NC	Trabalhadores	Percentagem
Sim	9	52,94%
Não	8	47,06%
Total	17	100%

Dos funcionários que responderam que sabiam como gerir a NC no ACP, 7 propuseram soluções e 2 apenas assinalaram "sim":

• A criação de uma unidade de qualidade no seio do serviço ACP.

• Formação contínua do pessoal.

• Elaboração de guias e procedimentos para os serviços requerentes.

• Colocar as fichas de recomendação de boas práticas em ACP.

• Verificar se os produtos de coloração estão limpos antes de os utilizar.

• Verificar se as informações constantes do formulário de pedido e dos frascos coincidem no momento da receção.

VI. Resultados da aplicação do diagrama de Ishikawa às categorias de não-conformidades identificadas

VI.1-5M análise de uma amostra não conforme

O diagrama de Ishikawa (Figura 34) é construído considerando a amostragem não conforme como um problema (efeito) identificado.

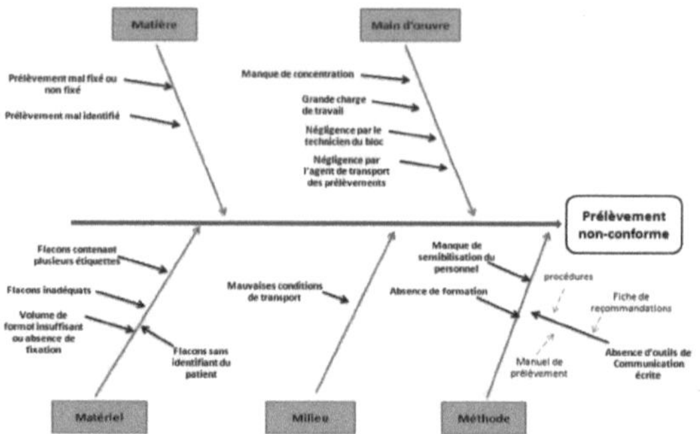

Figura 34: Análise 5M para o formulário de prescrição de exame AP não conforme.

VI.2- Análise 5M   do formulário de pedido de exame anatomopatológico

O diagrama de Ishikawa (Figura 35) é construído considerando a amostragem não conforme como um problema (efeito) identificado.

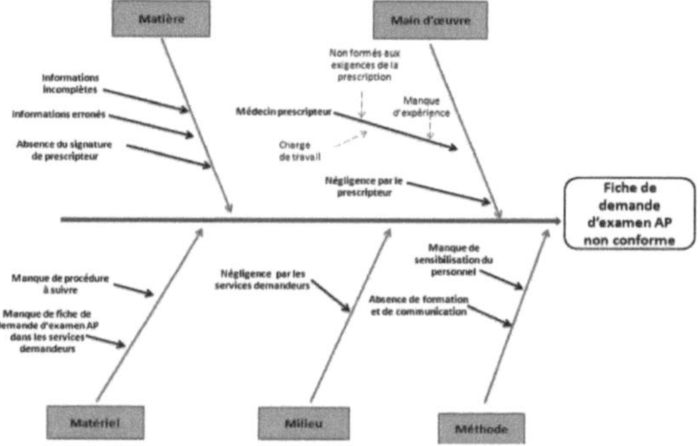

Figura 35: Análise 5M para um formulário de pedido de exame AP não conforme.

VI.3-5M análise de uma anomalia no manuseamento da amostra

O diagrama de Ishikawa (Figura 36) é construído considerando o formulário de prescrição não conforme para os exames AP, o problema identificado (efeito).

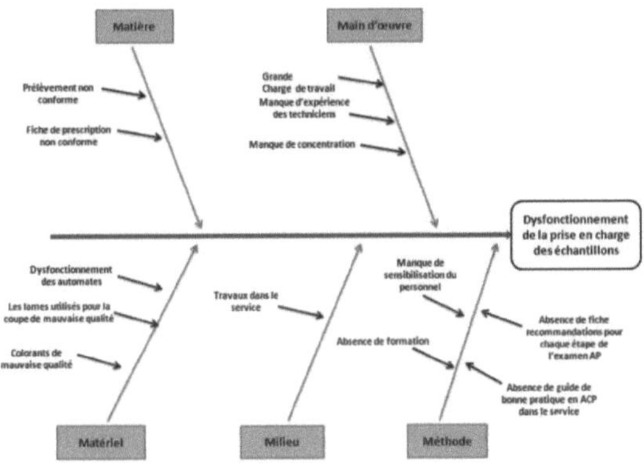

Figura 36: Análise 5M para uma falha de manuseamento de amostras.

VII. Brochura sobre a fase pré-analítica e a forma de gerir as NC

Para sensibilizar o pessoal para a fase pré-analítica da PCR, produzimos uma brochura (Apêndice 5) sobre a fase pré-analítica e a forma de gerir a NC. Entregámos esta brochura ao pessoal que respondeu ao questionário (figura 37).

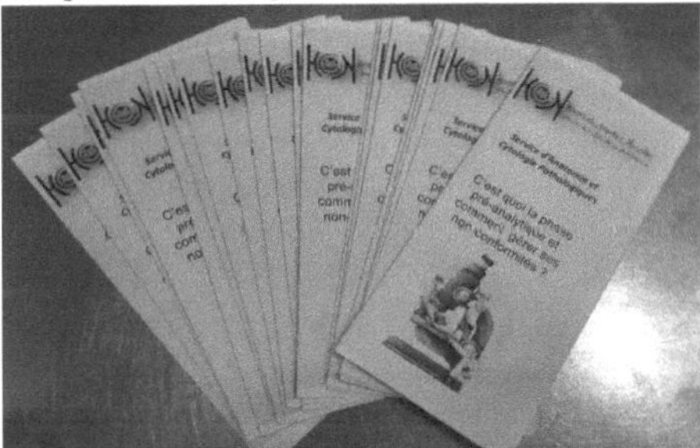

Figura 37: Distribuição de brochuras ao pessoal

<h1 style="text-align:center">DISCUSSÃO</h1>

A qualidade no laboratório de PCR é um conceito recente [20]. O exame da PA é efectuado em 3 fases: a fase pré-analítica, que é o foco do nosso estudo, a fase analítica e a fase pós-analítica [2].

A fase pré-analítica é uma etapa importante do exame de PA, que determina a qualidade dos resultados esperados. Começa com a prescrição e termina com o início da análise microscópica [3].

Apesar da evolução das práticas de manipulação das amostras, a fase pré-analítica continua a ser a fonte mais frequente de erros nos laboratórios (85% dos erros que afectam a validade dos resultados dos testes) [2,15]. O nosso estudo permitiu-nos :

- Detetar as principais NC que ocorrem nos vários departamentos que solicitam exames AP e também no departamento PCR.

- Avaliar os conhecimentos do pessoal sobre a fase pré-analítica através de um questionário.

- Identificar as principais causas de NC utilizando o diagrama de Ishikaw e tomar as medidas corretivas adequadas.

O estudo baseou-se em 36.281 pedidos de exames enviados ao serviço de PCR e revelou 348 casos de DRC, o que representa uma taxa de 0,95%. Esta taxa é inferior à do estudo de Roque et al, que foi da ordem de 3,10% [3].

O nosso estudo revelou três categorias de NC: NC relacionadas com a amostragem, NC relacionadas com o formulário de pedido de exame AP e NC relacionadas com o manuseamento das amostras.

As proporções dos diferentes tipos de DRC variaram de 0,28% a 21,26%.

⬇ NC relativa à amostragem

Com uma taxa de 42,60%, a proporção mais elevada de NCs foi a relativa à amostragem.

As proporções dos tipos de NC pré-analíticos relativos à amostragem variaram entre 0,28% e 21,26%.

O volume insuficiente de formol representou a maior proporção de NCs relativas à amostragem, com uma taxa de 21,26%. Tal pode dever-se ao facto de os técnicos do bloco operatório não terem conhecimento da concentração e do volume de formol recomendados para preservar a integridade das amostras, ou ao facto de o stock de formol em cada departamento não ser suficiente para fixar todas as peças.

No nosso estudo, 6,60% das amostras foram recebidas sem fixador e 10% foram colocadas imediatamente em formalina, ao passo que, na literatura, 0,29% das amostras recebidas sem fixador o foram no estudo de Shalinee Rao et al [2]. Isto pode ser explicado pelo facto de o pessoal não estar sensibilizado para a importância de fixar as amostras, a fim de evitar a autólise dos tecidos. O erro de acondicionamento no nosso estudo foi de 3,16%. Isto pode ser explicado pelo facto de o pessoal envolvido na fase pré-analítica externa não ter conhecimento das condições de embalagem para o envio das amostras para o departamento de PCR. Esta taxa na literatura foi de 2,27% no estudo de Morelli et al [24].

A perda de amostras representou 2,58% no nosso estudo, o que é superior à taxa registada no estudo de Shalinee Rao et al, que foi de 0%. Este facto pode ser explicado pela falta de profissionalismo do pessoal envolvido na fase pré-analítica.

Os frascos vazios e as amostras demasiado fixas representaram a percentagem mais baixa de NC relativas à amostragem, com uma taxa de 0,28%.

NC relativa ao formulário de pedido de exame AP

As NC relacionadas com o formulário de pedido de exame AP representaram a segunda maior percentagem de NC, com 40,60%.

As percentagens de tipos de NC pré-analíticas relativas ao formulário de pedido de exame AP variaram entre 1,14% e 12,35%.

O erro de identificação do paciente representou a maior proporção de NCs referentes ao formulário de solicitação de exame de PA, com uma taxa de 12,35%. A literatura mostrou uma taxa menor que a do nosso estudo, de cerca de 0,06% no estudo de Shalinee Rao et al [2]. Este resultado pode dever-se ao número de pedidos de exame, que foi inferior ao do nosso estudo (cerca de 18.626 num período de 3 anos), ou à falta de comunicação entre os serviços requisitantes e o serviço de PCR. A ausência de informação clínica representou 2,58% no nosso estudo, enquanto que a literatura mostra uma taxa superior de cerca de 34% no estudo de Sharif et al [25], o que pode ser explicado por negligência dos médicos prescritores.

A ausência do formulário de candidatura representou a percentagem mais baixa de NCs relativas ao formulário de candidatura ao exame AP.

NC para manuseamento de amostras

A proporção mais baixa de NCs diz respeito ao manuseamento das amostras, com uma taxa de 16,65%. Isto pode ser explicado pelo facto de o pessoal do serviço de PCR estar consciente de que as amostras enviadas para PCR são insubstituíveis e que o seu manuseamento exige uma grande concentração e profissionalismo.

As proporções dos tipos de NC pré-analíticas relativas ao manuseamento das amostras variaram entre 0,57% e 8,33%. As discrepâncias entre o bloco e o estojo representaram a proporção mais elevada de NC relativas ao manuseamento das amostras, com uma taxa de 8,33%. O erro de coloração representou 5,74% no nosso estudo, enquanto no estudo de Morelli o erro de coloração ocorreu em 1,5% dos casos. Este facto pode ser explicado pela sobrecarga de trabalho e falta de concentração dos técnicos. O erro de desidratação no nosso estudo foi de 0,86%; a literatura tem mostrado uma taxa mais elevada de cerca de 1,5% no estudo de Morelli. [24]

O erro de inclusão representou a percentagem mais baixa de NC relativas à gestão da amostra, com uma taxa de 0,57%.

Origem clínica

Os vários tipos de NC revelados durante o nosso estudo foram recebidos de 14 departamentos clínicos do nosso hospital. O serviço de ginecologia e obstetrícia A foi o serviço com maior número de anomalias, com uma taxa de 18,67%, enquanto que a medicina interna I e a medicina interna II foram os serviços menos responsáveis por NCs, com uma taxa de 0,28%. Esta situação pode ser explicada pelo facto de o serviço de obstetrícia e ginecologia I ser o serviço com maior número de pedidos de exames de PA.

↓ Resposta ao questionário

As respostas ao questionário mostraram que 76,47% conheciam as etapas da fase pré-analítica e que apenas 38,46% as especificaram corretamente. Esta situação pode ser explicada pelo elevado volume de trabalho e pelo facto de alguns funcionários não terem tido tempo para enumerar todas as etapas ou não as dominarem.

Relativamente à importância da fase pré-analítica, 76,47% consideraram a fase pré-analítica muito importante e 23,53% consideraram a fase pré-analítica importante. Todo o pessoal do laboratório de PCR estava ciente da importância da fase pré-analítica.

Dos inquiridos, 52,95% consideraram que não tinham recebido formação sobre a fase pré-analítica, daí a necessidade de formação sobre o domínio e a melhoria da fase pré-analítica na PCR.

As respostas ao questionário mostraram que 82,35% sabiam o que significava uma NC e que apenas 64,28% tinham citado corretamente a definição de NC. Isto pode ser explicado pelo facto de alguns membros do pessoal saberem a definição errada de CN, embora não a conhecessem.

No que diz respeito à frequência de registo das NC, 41,17% indicaram que apenas registaram [0,25%] das NC que chegaram ao laboratório, o que representou a principal limitação do nosso estudo. As NC registadas durante o nosso estudo ocorreram principalmente durante o período de formação.

↓ Diagrama de Ishikawa

Com base no diagrama de Ishikawa, as possíveis soluções para evitar as causas da NC relativas à amostragem são representadas no quadro seguinte (Quadro XV):

Quadro XV: possíveis soluções para evitar as causas de NC relativas à amostragem não conforme.

Mau funcionamento	Causas	Soluções propostas
Conformidade com o Samplenon	Volume de formalina insuficiente ou inexistente fixação	Informar os serviços requisitantes da importância da fixação, do volume e da concentração da formalina necessário para uma fixação de boa qualidade.
	Garrafas inadequadas	Informar os serviços requerentes de que os frascos devem ser de tamanho adequado à dimensão da sala e devem estar claramente identificados e conter um único etiqueta com os dados de contacto do doente.
	Ausência de ficha de recomendação	Elaborar uma ficha de informação com as recomendações necessárias e distribuí-la a todos departamentos que solicitam exames AP

Com base no diagrama de Ishikawa, as possíveis soluções para evitar as causas da NC relativas ao formulário de prescrição são apresentadas no Quadro XVI:

Tabela XVI: Possíveis soluções para evitar as causas de NC relativas ao formulário de prescrição.

Mau funcionamento	Causas	Soluções propostas
Formulário de receita médica n. em conformidade	Falta de procedimento	Elaboração de um procedimento que especifique os requisitos de prescrição.
	Falta de formação	Organizar acções de formação para o pessoal dos serviços requerentes sobre a importância do preenchimento de todas as secções do formulário de pedido de exame e sobre as consequências das notas nacionais no resultado e no procedimento de exame AP

Com base no diagrama, as soluções possíveis para evitar as causas de NC relativas ao manuseamento das amostras (quadro XVIII) são as seguintes

Quadro XVII: Possíveis soluções para evitar as causas de NC relativas à gestão das amostras.

Mau funcionamento	Causas	Soluções propostas
Avaria no tratamento de amostras	Corantes de má qualidade	Verificar a qualidade e a quantidade de Corantes em cada tabuleiro antes de iniciar a coloração
	Nenhuma ficha de recomendações para cada etapa do exame AP	Projeto de fichas de recomendação para cada fase do exame AP

O ponto forte do nosso trabalho foi o facto de ter sido o primeiro estudo a ser realizado no departamento ACP.

Os limites do nosso trabalho foram :

○ O baixo número de DRC registadas, uma vez que a maioria dos casos não foi registada.

○ Dificuldades de acesso às estatísticas do sistema informático do laboratório para determinar o número de exames pedidos por cada serviço requisitante durante o período do nosso estudo.

Em resumo, o nosso estudo revelou vários factores que estão relacionados com a NC na fase pré-analítica da PCR: Estes factores podem ser resumidos da seguinte forma:

- A ausência de procedimentos que especifiquem as recomendações solicitadas pelo serviço CPA
- Falta de sensibilização do pessoal para as consequências da DRC na saúde dos doentes

Para melhorar a qualidade da fase pré-analítica no departamento de PCR, as nossas recomendações no final do nosso estudo são

Recomendações

•No departamento ACP

• Criar uma unidade de qualidade no departamento ACP para assegurar a melhoria da qualidade no departamento em geral e na fase pré-analítica em particular.

• Organizar uma formação de qualidade para o pessoal do laboratório.

• Colocar fichas de recomendação para cada fase do exame AP.

•Receção

• O pessoal responsável pela receção deve verificar os seguintes pontos:

✓Identificação do doente no formulário de pedido e nos frascos.

✓Conformidade da amostra.

✓Respeito das condições de armazenamento e de transporte.

• As eventuais não conformidades devem ser anotadas no registo NC aquando da receção dos pedidos.
• Verificar o volume de formalina; se for insuficiente, adicionar imediatamente até 5 vezes o volume da sala.

•Na sala técnica

• Verificar se o número de identificação no formulário de candidatura, nos blocos e nos diapositivos é o mesmo.

• Indicar o número de diapositivos para cada bloco no formulário de candidatura.

• Para obter uma coloração de qualidade, é importante respeitar estes parâmetros:
• Controlo de qualidade das soluções de corantes antes da utilização

• Um controlo diário dos banhos (nível do líquido, ordem dos banhos, substituição das soluções, filtração do xileno).
• Observar o tempo de incubação necessário para as lâminas em cada tanque de coloração
• Observar a ordem pela qual as lâminas passam pelos banhos de coloração.

CONCLUSÃO

A maioria das amostras de PA são únicas e insubstituíveis, pelo que é essencial que a fase pré-analítica seja efectuada de acordo com as regras da arte. A produção de uma lâmina para exame microscópico é um processo complexo e lento, pelo que o controlo da qualidade da fase pré-analítica conduzirá sistematicamente ao controlo de todo o exame de PA.O nosso estudo foi o primeiro a ser realizado num serviço de PCR, com o objetivo de melhorar a fase pré-analítica e sensibilizar o pessoal médico e paramédico para a importância desta fase.O nosso estudo foi realizado num total de 348 casos de DRC de um total de 36.281 pedidos de exames de PA enviados para o serviço de PCR.Os resultados do nosso estudo revelaram um baixo número de NCs com uma percentagem de 0,95%. O nosso estudo revelou três categorias de NC: A proporção de NC relativas à amostra foi a mais elevada, com 42,60%. As proporções dos tipos de NC pré-analíticas variaram entre 0,28% e 21,26% num total de 348 casos.O volume insuficiente de formol representou a maior proporção de NC com uma taxa de 21,26%.A Obstetrícia e Ginecologia I foi o serviço com maior número de anomalias entre os serviços estudados, com uma taxa de 18.Concluímos, com base nas respostas ao questionário, que 94,12% dos profissionais conhecem as várias etapas do exame AP e 76,47% conhecem as várias etapas da fase pré-analítica.Relativamente à importância da fase pré-analítica, 76,47% consideraram a fase pré-analítica muito importante e 23,53% consideraram a fase pré-analítica importante.Relativamente à frequência c o m que as NC são registadas, 41,17% referiram que apenas registam [0.Entre as soluções propostas pelo pessoal para a gestão das NC: a criação de uma unidade de qualidade no serviço de anatomia e citologia patológica, a formação contínua do pessoal e a elaboração de guias e procedimentos para os serviços requisitantes. O nosso estudo concluiu-se com a elaboração de uma brochura sobre a fase pré-analítica e a gestão das CN, bem como com a elaboração de procedimentos que estão atualmente a ser aprovados pela unidade de qualidade do nosso hospital. O erro humano nunca é evitável, mas é recuperável e previsível. O não registo e/ou a não comunicação de uma NC constitui um erro grave para a saúde do doente. O controlo das NC exige a sensibilização do pessoal para a importância da comunicação de qualquer anomalia, de modo a que possam ser tomadas medidas corretivas adequadas de forma contínua. Esta ação deve ser vista como uma fonte de melhoria e de encorajamento. É igualmente necessária uma comunicação estreita entre os serviços requerentes e o nosso serviço, bem como o cumprimento de cada etapa da fase pré-analítica.

Em termos de perspectivas, a qualidade no laboratório ACP pode ser melhorada através de :

✓A criação de uma unidade de qualidade no departamento

✓Formação contínua do pessoal

REFERÊNCIAS BIBLIOGRÁFICAS

[1] AlghamdiRS,AlharbiTS,lsubaieWR.QualityStandardssofHistopathologyLaborato ry and Work Facilities in a Developed Country. Arch Pharm Pract. 2021;12(1):90-7.

[2] RaoS,MasilamaniS,SundaramS,DuvuruP,waminathanR.QualityMeasuresinPre- Analytical Phase of Tissue Processing: Compreender o seu valor em histopatologia. J Clin Diagn Res. 2016 Jan;10(1):EC07-11.

[3] Roque, Rúben; Henrique, Hermínio; Aguiar, Pedro (2015). Erros pré-analíticos em anatomia patológica: estudo de 10.574 casos de cinco hospitais portugueses.Diagnóstico, 2.

[4] Jérôme Cros (2012). Meios e objectivos da anatomia patológica. Em patologias gerais. Jean François Emile. Elsevier Masson: 1-7.

[5] Raskin RE, Meyer DJ (2010): Canine and fine cytology a color Atlas and interpretation guide W. B. Saunders company 2nd ed, Philadelphia, p 1-17, 231- 252.

[6] ArmelleTassy. Análise de qualidade em Anatomia e Citologia Patológica: aplicação à validação de dois métodos qualitativos de acordo com a norma NF EN ISO 15189. Sciences du Vivant [q-bio]. 2017. dumas-01885591.

[7] Fayol, H. (1999). Administração industrial e geral.

[8] AFAQAP. Disponível no sítio Web oficial do AFAQAP: https://www.afaqap.fr/lassociation/presentation-de-lafaqap.
[9] COFRAC.GUIDETECHNIQUEED'ACCREDITATIONENANATOMIEET CYTOLOGIE PATHOLOGIQUES 2014. Disponível em : https://tools.cofrac.fr/documentation/SH-GTA-03.

[10] ISO.ORG. Organização Internacional de Normalização [online]. Disponível em: https://www.iso.org/fr/home.html.

[11] ISO.ORG.https://www.iso.org/fr/iso-9001-quality-management.html.

[12] ISO.ORG.https://www.iso.org/fr/ISO-IEC-17025-testing-and-calibration-laboratories.html.

[13] Guzel, O., &Guner, E. I. (2009). Acreditação ISO 15189: Requisitos para a qualidade e competência dos laboratórios médicos, experiência de um laboratório I. Clinicalbiochemistry, 42(4- 5), 274-278.

[14] ISO.ORG.https://www.iso.org/fr/standard/76677.html.

[15] L.Gendt;A.Szymanowicz(2010).Proposta para o controlo da fase pré-analítica de acordo com a NF EN ISO 15189. , 36(1), 50-58.

[16] Moen,R., &Norman, C.(2006). Evolução do ciclo PDCA.1-11.

[17] Adda, Fatima; Mansouria Allal, Katia; Beldjilali, Slimane; Betaouaf, Houria; Bougherara, Nadir(2019).Gestion des non-conformités de la phase pré analytique en immunohématologie au niveau de CHU-Tlemcen -Algerie. Transfusion Clinique et Biologique, 26.

[18] Kenett, R.S. (2008).CauseǦ andǦ EffectDiagrams.Encyclopediaofstatisticsinquality and reliability.

[19] Aroubouna,A.B.(2020).Lesnon-conformitéspré- analytiquesaulaboratoirebiomédical de l'hôpital du Mali.
[20] Denis Bouchard(2014).GUIDEDED'ANATOMOPATHOLOGIE.8-88.

[21] Rolls,G.(2012).Fixação e fixadores(2)-factores que influenciam a fixação química, o formaldeído e o glutaraldeído. Leica Biosystem. Wetzlar, Alemanha.

[22] Anatomopatologia, Q.C.C.E.(2011).Guia para a garantia da qualidade em anatomopatologia: fases pré-analítica e analítica.

[23] orreia, H.M.V., Bernardo, S., Esteves, F., &Garcia, C. (2017).Aplicação de estratégias para minimizar o erro em anatomia patológica. Millenium - Revista de Educação, Tecnologias e Saúde, 2(2e), 95-106.

[24] MorelliP, PorazziE, RuspiniM, RestelliU, BanfiG. Análise de erros em histologia através da análise da causa raiz: um estudo piloto. J Prev Med Hyg. 2013 Jun;54(2):90-6.

[25] SharifMA, MushtaqS, MamoonN, JamalS, LuqmanM. Clinician's responsibility[10] in Pre-Analytical Quality Assurance of Histopathology. Pak J of Med Sci. 2007;23:720.

APÊNDICE

Apêndice 1

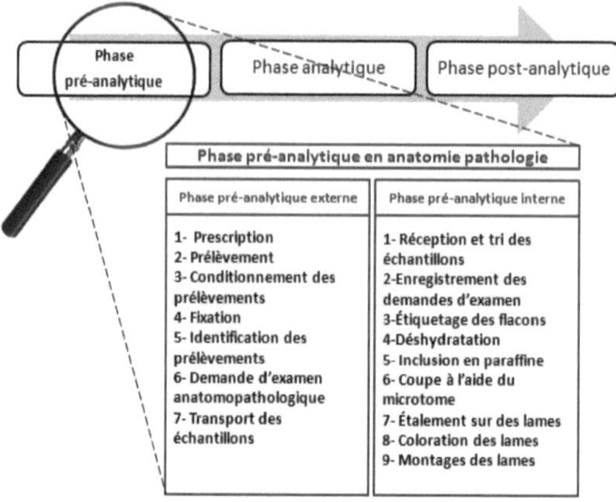

Apêndice 2

**Évaluation des connaissances sur la phase pré-analytique en anatomie et cytologie
pathologique et les différents non conformités commises dans cette phase**

Dans le cadre d'une étude concernant la gestion des non-conformités de la phase pré-
analytique au laboratoire d'anatomie et cytologie pathologique à l'hôpital Charles Nicolle de
Tunis on vous prie de répondre à ce questionnement pour nous permettre d'évaluer vos
connaissances concernant cette phase. L'anonymat et la confidentialité des informations
collectées par ce questionnaire seront le point de départ de notre présentation de résultats.

1- Connaissez-vous les étapes de l'examen anatomopathologique ?

☐ Oui   ☐ Non

Si oui, citez-les brièvement :

....
....
....
....

2- Connaissez-vous les étapes de la phase pré-analytique ?

☐ Oui   ☐ Non

A quelle étape s'arrête la phase pré-analytique en anatomopathologie ?

....
....

3- Que pensez-vous de l'importance de la phase pré-analytique ?

☐ Très importante   ☐ Importante   ☐ Moyennement importante   ☐ Inutile

4- Avez-vous déjà reçu une formation sur la phase pré-analytique ?

☐ Oui   ☐ Non

5- Savez-vous ce que veut dire une non-conformité ?

☐ Oui   ☐ Non

Si oui, c'est quoi une non-conformité ?

....
....

Apêndice 3

6- Connaissez-vous les différents types des non-conformités qui peuvent parvenir en laboratoire d'anatomie et cytologie pathologique ?

☐ Oui ☐ Non

Si oui, citez-les

....
....

7- Au cours de la réception des différentes demandes d'analyse, avez –vous vous trouvé devant des non-conformités qui peuvent influencer l'examen demandé ?

☐ Oui ☐ Non

8- Est-ce que vous notez tous les cas des non-conformités que vous confrontez ?

|0%,25%| ☐ |25%,50%| ☐ |50%,75%| ☐ |75%,100%| ☐

9- Savez-vous l'impact des non-conformités sur le résultat d'analyse ?

☐ Oui ☐ Non

10- Savez-vous comment on peut gérer les non-conformités ?

☐ Oui ☐ Non

Proposer deux solutions?

....
....
....

Merci pour votre coopération

Apêndice 4

Ficha de não-conformidades

Data	Nº	Declarado por	Tipo de incumprimento	Causa de identificação / suspeita / desconhecido+ agente	Solução adoptada

C'est quoi une non-conformité?
une non-conformité correspond à la non satisfaction d'une exigence.

Quelques exemples de non-conformités en anatomopathologie

- Erreur de conditionnement

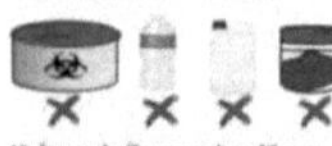

- Volume de fixateur insuffisant

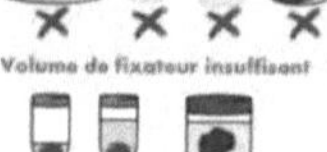

- Fiche de demande d'examen incomplète
- Erreur d'identification du patient
- Numéro d'identification effacé sur les blocs ou les lames
- Excès ou insuffisance de coloration

Recommandations pour gérer les non-conformités.

1 – le personnel chargé de la réception doit vérifier les points suivants:
❖ Identification du patient sur la fiche de demande et les flacons
❖ Respect des conditions de conservation et de transport
2- Toute non-conformité doit être notée au moment de la réception des demandes sur le registre de non-conformités.
3- Il faut vérifier le volume du formol, si la quantité est insuffisante ajouter immédiatement du formol jusqu'à 5 fois le volume de la pièce.
4- Vérifier le numéro d'identification sur la fiche de demande, les bloc et les lames
5- Contrôle de la qualité des solutions de coloration avant de les utiliser.
6-Respecter le temps nécessaire de la coloration des lames dans chaque bac.

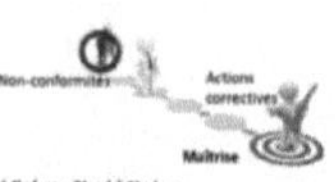

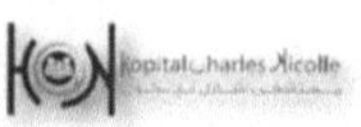

Service d'Anatomie et Cytologie Pathologiques

C'est quoi la phase pré-analytique et comment gérer les non-conformités ?

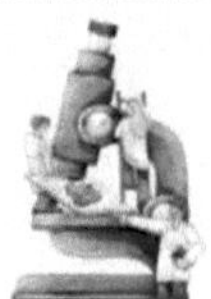

Rédigé par Ghrairi Chaima
Encadrée par Dr Bel Hadj Kacem Linda
Sous la direction du Pr Soumaya Rammeh Rommani

L'examen anatomopathologique se déroule en 3 phases:

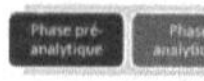

C'est quoi la phase pré-analytique ?

Série d'étapes commençant par le prélèvement des échantillons jusqu'à l'analyse au microscope.
Cette phase qui représente 57% (20 % hors laboratoire et 37 % dans le laboratoire) du temps utilisé est à l'origine de 85% des erreurs qui affectent la validité des résultats d'analyses.

Quelle sont les étapes de la phase pré-analytique en anatomopathologie ?

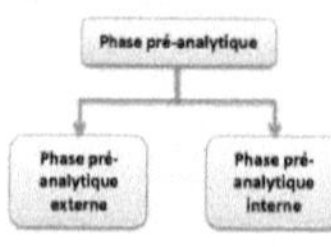

La phase pré-analytique externe: regroupe toutes les étapes qui se déroulent à l'extérieur du laboratoire d'anatomie et cytologie pathologique:

Prescription:
un acte médical, réalisé par des personnes habilitées (médecin, chirurgien).

Prélèvement:
prélever un échantillon dans le but d'obtenir un diagnostic précis.

Conditionnement:
déposer les prélèvements dans des flacons ou contenants adaptés à leur taille.

Fixation:
Permet d'éviter l'autolyse et de garder la morphologie cellulaire à l'aide du formol 4% tamponné. Le volume du formol doit couvrir 5 fois le volume de l'échantillon

Identification des prélèvements:
L'étiquette contenant l'identité du patient doit être collée sur le flacon et non pas sur le bouchon.

Demande d'examen anatomopathologique:
La fiche de demande doit être complète et lisible.

Acheminement des prélèvements au laboratoire

La phase pré-analytique interne: regroupe toutes les étapes qui se déroulent à l'intérieur du laboratoire:

1. Enregistrement des prélèvements dans le système informatique du laboratoire
2. Étiquetage des tubes
3. Examen macroscopique
4. Déshydratation des tissu à l'aide d'une automate de déshydratation
5. Inclusion en paraffine
6. Coupe à l'aide du microtome
7. Étalement des rubans sur les lames
8. Coloration à l'hématoxyline-éosine
9. Montage des lames

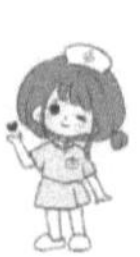

Estudo da fase pré-analítica no laboratório de anatomia patológica e de citologia
Resumo Introdução

As não-conformidades encontradas durante a fase pré-analítica podem influenciar os resultados das análises e ter vários efeitos negativos para o doente, tais como um erro de diagnóstico e/ou um atraso no tratamento. O objetivo do nosso trabalho foi detetar as não-conformidades e propor acções corretivas para garantir uma melhoria óptima da fase pré-analítica.

Método

Realizámos um estudo observacional descritivo no laboratório departamento de anatomia e citologia do nosso hospital. O estudo foi realizado durante um período de 3 anos e 5 meses, de janeiro de 2020 a 27 de maio de 2023. Elaborámos um questionário para avaliar os conhecimentos do pessoal sobre a fase pré-analítica. As principais causas de NC foram avaliadas utilizando o diagrama de Ishikawa.

Resultados

Registámos 348 casos de não conformidade em 36 281 pedidos de exame recebidos, o que corresponde a uma taxa de 0,95%. Estes casos foram maioritariamente erros relativos ao volume do fixador (21,26%), erros de identificação do doente (12,35%) e erros relativos à ausência de assinatura e carimbo do prescritor (9,19%). Concluímos, a partir das respostas ao questionário, que 94,12% dos funcionários estavam familiarizados com as várias etapas do exame anatomopatológico e 76,47% com as várias etapas da fase pré-analítica. Entre as soluções propostas pelo pessoal para a gestão da NC, destacam-se a criação de uma unidade de qualidade no serviço de anatomia e patologia, a formação contínua do pessoal e a elaboração de guias e procedimentos para os serviços requisitantes.

Conclusão O controlo das NC exige que o pessoal seja sensibilizado para a importância da comunicação qualquer anomalia, a fim de tomar as medidas corretivas adequadas numa base contínua. Esta ação deve ser vista como uma fonte de melhoria e de encorajamento.

Palavras-chave: não-conformidades, fase pré-analítica, anatomia patológica e citologia, qualidade

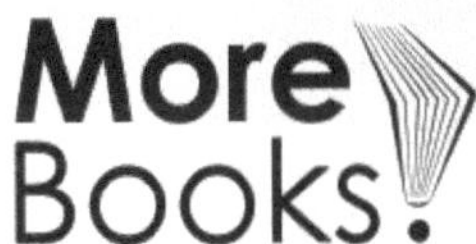

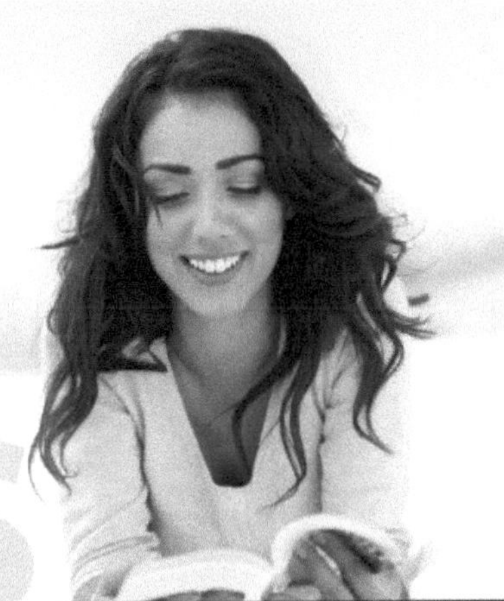

I **want** morebooks!

Buy your books fast and straightforward online - at one of world's fastest growing online book stores! Environmentally sound due to Print-on-Demand technologies.

Buy your books online at
www.morebooks.shop

Compre os seus livros mais rápido e diretamente na internet, em uma das livrarias on-line com o maior crescimento no mundo! Produção que protege o meio ambiente através das tecnologias de impressão sob demanda.

Compre os seus livros on-line em
www.morebooks.shop

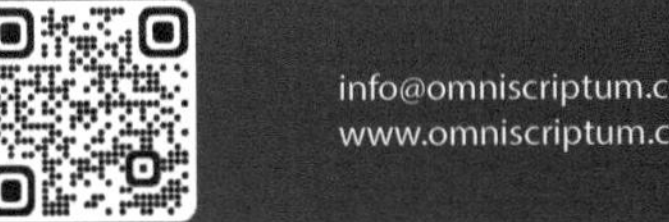

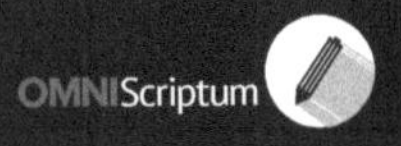

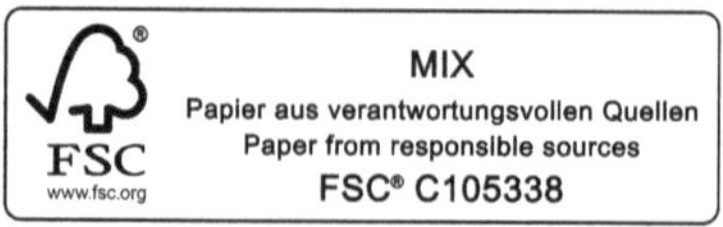

Printed by Books on Demand GmbH, Norderstedt / Germany